Kalpana Rakshit (Kambale)

OSTEOMA - Um tumor benigno formador de osso

Kalpana Rakshit (Kambale)

OSTEOMA - Um tumor benigno formador de osso

Abordagem clínica e gestão

ScienciaScripts

Imprint

Any brand names and product names mentioned in this book are subject to trademark, brand or patent protection and are trademarks or registered trademarks of their respective holders. The use of brand names, product names, common names, trade names, product descriptions etc. even without a particular marking in this work is in no way to be construed to mean that such names may be regarded as unrestricted in respect of trademark and brand protection legislation and could thus be used by anyone.

Cover image: www.ingimage.com

This book is a translation from the original published under ISBN 978-3-330-35273-5.

Publisher:
Sciencia Scripts
is a trademark of
Dodo Books Indian Ocean Ltd. and OmniScriptum S.R.L publishing group

120 High Road, East Finchley, London, N2 9ED, United Kingdom
Str. Armeneasca 28/1, office 1, Chisinau MD-2012, Republic of Moldova, Europe
Printed at: see last page
ISBN: 978-620-7-68595-0

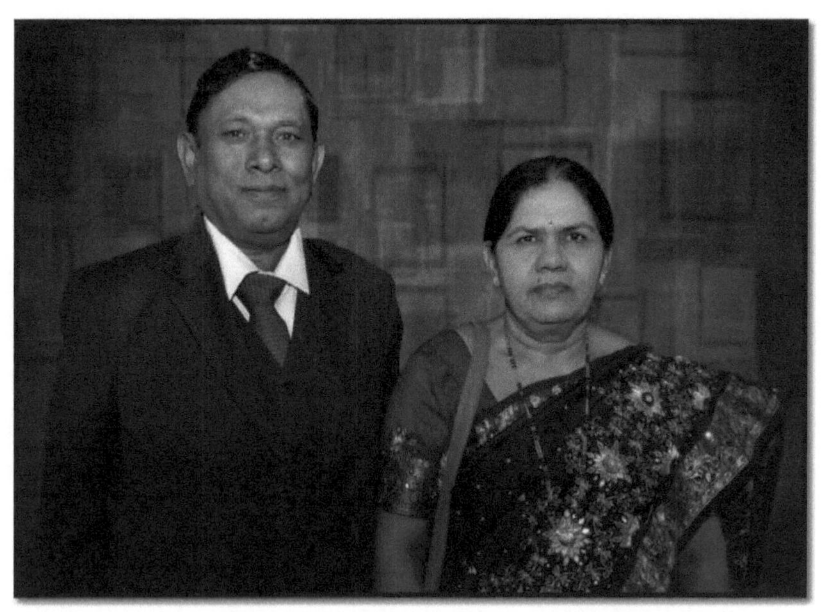

ESTE LIVRO É **DEDICADO**

TO

OS MEUS QUERIDOS PAIS

A Sra. Ramabai Rakshit e o Sr. Umrao Rakshit,

Duas almas fortes e generosas, que me ensinaram a acreditar em mim própria e me inspiraram a escrever em primeiro lugar, com uma motivação constante para transformar este manuscrito num livro.

RECONHECIMENTO

"OBRIGADO" são duas pequenas palavras que, provavelmente, nunca conseguirão transmitir completamente o sentimento de gratidão e respeito que sinto por cada uma das pessoas maravilhosas que me ajudaram a escrever este livro.

Agradeço a Deus Todo-Poderoso por me ter dado coragem para me aventurar neste projeto.

Não há palavras para expressar o que a minha família é para mim! Desejo de todo o coração expressar o meu amor e respeito ao Dr. Pankaj Kambale, a minha alma gémea, pelo seu apoio e motivação constantes em todos os empreendimentos que sonhei possíveis.

Expresso a minha dívida para com a Dra. Nilima Rajhans, Reitora, Professora e HOD, Departamento de Periodontologia, YCMM e RDF's Dental College and Hospital, Ahmednagar, Índia, a minha estimada orientadora, por me ter incutido a lealdade necessária para alcançar a excelência profissional e o empenho na inovação.

Estou deveras grato ao Dr. Kiran Jagtap, Reitor, Professor e HOD, Departamento de Patologia Oral, Instituto de Ciências e Investigação Dentária SMBT, Nashik, Índia, pela sua valiosa orientação e atenção escrupulosa na realização da análise histológica dos tecidos patológicos obtidos durante os procedimentos cirúrgicos.

Este manuscrito poderia ter sido esquecido entre milhares de outros, se a Editora não o tivesse considerado suficientemente interessante para investir nele! Os meus sinceros agradecimentos aos editores, Cristina Sevcenco e Alin Coroma, pelo reconhecimento do meu trabalho e à Lambert Publication Company, que me deu esta oportunidade de ouro para me pôr em contacto com todos vós que me estão a ler imediatamente. Os vossos comentários serão muito apreciados: [kalpsl01@gmail.com]

ÍNDICE

CAPÍTULO 1
<u>UMA VISÃO GERAL DO OSTEOMA</u>

"Osteoma", um termo latino, foi utilizado pela primeira vez em 1849, para designar um tumor composto por tecido ósseo. Um Osteoma é um tumor ósseo benigno de crescimento lento que pode demonstrar um crescimento progressivo durante um período de meses e depois ficar quiescente durante anos.[1] O osteoma é uma lesão osteogénica benigna que, de acordo com Lichtenchstein, "é composta essencialmente por tecido conjuntivo osteoblástico que forma osteoide abundante e osso novo que pode eventualmente tornar-se compacto ao longo de um período de tempo".[2]

Em 1913, Monsarrat descreveu clinicamente o osteoma pela primeira vez. Em 1935, Jaffer descreveu o osteoma como uma entidade específica e, desde então, foram publicadas centenas de casos que confirmam os seus critérios originais: a lesão é uma neoplasia benigna que forma grandes quantidades de osteoide que mais tarde se calcificam, com poucas evidências que sugiram que a lesão era um processo inflamatório, e com alterações radiográficas como rarefação focal e osso reativo, que aparecem a alguma distância da lesão, que ocorrem frequentemente em adultos jovens e a dor é uma caraterística marcante (já não é assim) e a remoção completa é o tratamento de escolha.[3,4]

A seguinte definição de um osteoma verdadeiro proposta por Lucas RB em 1976 ajuda a diferenciá-lo de várias outras condições: "Um crescimento que consiste em osso esponjoso ou compacto e que aumenta de tamanho através da formação contínua de osso".[5]

Em 1983, Shafer et al. descreveram os osteomas como uma neoplasia benigna caracterizada pela proliferação de osso compacto ou esponjoso.[3,6] É normalmente encontrado numa localização endosteal ou periosteal e raramente inteiramente em tecidos moles.[6] Assim, os osteomas podem ser agrupados com base no seu local de origem em Osteoma central, Osteoma periférico ou Osteoma extra-esquelético. O osteoma periférico é definido pelo crescimento centrífugo a partir do periósteo, enquanto os osteomas centrais surgem centripetamente a partir do endósteo. Assim, estas lesões podem proliferar no osso medular (endósteo) ou na superfície do osso como uma massa polipoide ou séssil (periósteo). Thoma é da opinião de que o tumor é encontrado mais frequentemente como uma lesão periférica do que como uma lesão central.[7] Embora o osteoma seja essencialmente um tumor do osso craniofacial e raramente afecte o esqueleto extragnático, também foram relatados casos de osteomas que surgem em tecidos moles, como a massa dos músculos esqueléticos.[8]

O osteoma periférico pode ainda ser distinguido em dois tipos diferentes - o osteoma compacto ou "em marfim" e o osteoma esponjoso. O osteoma compacto ou "em marfim" tem normalmente uma base séssil com osso denso de aspeto normal, com espaços medulares mínimos e ocasionais canais haversianos. O tamanho pode variar entre vários milímetros e vários centímetros; no entanto, parte da lesão pode estar no osso, mascarando o verdadeiro tamanho. O osteoma esponjoso é geralmente corticado e tem uma superfície lisa ou irregular. A sua natureza é maioritariamente pedunculada. Caracteriza-se pela presença de numerosas trabéculas ósseas e medula óssea.[9] Assim, a lesão pode ser séssil e estar ligada às placas corticais com uma base larga. No entanto, se o osteoma periférico for pedunculado, pode ser observada uma área de contacto estreita entre a lesão e o osso compacto.[10] No geral, assemelha-se bastante ao osso de origem.

A taxa de crescimento deste tumor é geralmente muito lenta, mas pode tornar-se mais rápida se a taxa de osteogénese aumentar. A caraterística mais comum destas lesões é um longo período assintomático até ao aparecimento dos primeiros sintomas. Em fases mais avançadas, o osteoma pode provocar a deformação do osso e/ou a compressão das estruturas adjacentes.[11]

CAPÍTULO 2
ETIOPATOGÉNESE

A etiopatogénese exacta do osteoma ainda não é claramente conhecida.[9] Vários cientistas propuseram diferentes teorias e mecanismos prováveis para a ocorrência destas lesões.

I) EMBRYOLOGICAL/DEVELOPMENTAL ; Varboncoeur et al. consideraram que os osteomas surgem ou de restos cartilaginosos embriológicos ou de periósteo embriológico persistente.[12] Portanto, os osteomas têm origem na sutura entre os ossos com diferentes derivações embriológicas. No entanto, a maioria dos casos na literatura é registada na idade adulta.

II) NATUREZA NEOPLÁSTICA; A infiltração do osso interdentário e a estrutura óssea histológica anormal podem apoiar a natureza neoplásica desta lesão.[6] No entanto, estas lesões não são provavelmente neoplásicas porque, num número preponderante de casos, o seu potencial e taxa de crescimento parecem ser limitados.[13]

III) MECANISMOS DE REACÇÃO ;

> **A) INFECÇÃO;** Seward et al. sugeriram que os osteomas também podem surgir da proliferação de células osteogénicas relacionadas com o periósteo. A infeção crónica prolongada dos seios paranasais pode estimular as células a proliferar, resultando na formação destas lesões.[14]

> **B) TRAUMA;** Mais de vinte e quatro por cento dos casos de osteomas da mandíbula estão associados a uma história de traumatismo. O traumatismo pode ser de pouca importância e pode não ser recordado pelo paciente anos mais tarde. O mecanismo provável é que o traumatismo pode causar hemorragia subperiosteal ou edema que pode estimular uma reação osteogénica que resulta na proliferação de osteoblastos, resultando assim na formação de osso no local do traumatismo. [13,15] Segundo Thoma e Goldman[16] , o crescimento dessas lesões inicia-se espontaneamente e está associado ao trauma e não à inflamação.

IV) TEORIA DA TRACÇÃO MUSCULAR ; A localização dos osteomas dos maxilares é geralmente muito próxima da zona de fixação muscular, o que sugere que a tração muscular pode também desempenhar um papel importante no desenvolvimento destas lesões.[13] A hiperplasia óssea associada à tração muscular é um fenómeno documentado.[13,15]

V) COMBINAÇÃO DE TRAUMA E TRACÇÃO MUSCULAR : O mecanismo que melhor explica a patogénese dos osteomas é uma combinação de trauma e tração muscular. O primeiro pode provocar uma hemorragia subperiosteal ou um edema e o segundo pode estar relacionado com a elevação local do periósteo. Estes dois mecanismos podem iniciar uma reação osteogénica que pode ser perpetuada pela tração muscular contínua nessa área.[17,18]

VI) ETIOLOGIA VIRAL : Outro fator provável na literatura para a etiopatogénese dos osteomas é o vírus do osteoma RFB (retrovírus ecotrópico do tipo C) e os seus clones. Este vírus demonstrou induzir osteomas múltiplos em ratinhos e apresenta uma estreita relação com o vírus Akv (vírus endógeno, ecotrópico da leucemia murina). O mecanismo provável é que os retrovírus afectam diretamente as células progenitoras dos osteoblastos como células-alvo primárias no esqueleto, resultando assim na formação contínua de osso novo.

Vários vírus da leucemia murina (MLVs) ecotrópicos e N-trópicos clonados molecularmente induzem osteomas e osteopetrose juntamente com linfomas malignos quando os vírus são injectados em ratos recém-nascidos do NMRI (Naval Medical Research Institute).[19-23] As lesões ósseas induzidas pelo vírus são caracterizadas por um aumento localizado da formação óssea nos animais afectados.[22,23]

VII) HERIDITÁRIA / TRANSMISSÃO GENÉTICA: Uma outra correlação interessante de história familiar ou transmissão genética pode ser considerada para o osteoma, embora a probabilidade de um osteoma ocorrer numa mãe e num filho seja de apenas 0,0016%, pode haver a possibilidade de uma predisposição herdada de forma dominante para a formação de osteoma em seres humanos, ou um traço recessivo com uma transmissão vertical em estirpes de ratos de raça pura.[24]

A síndrome de Gardener foi descrita pela primeira vez em 1951 e tem o nome de Eldon J. Gardner,[25] um geneticista que a descreveu pela primeira vez. A síndrome é herdada de uma forma autossómica dominante. Normalmente, se um dos pais tiver a síndrome de Gardner, cada um dos seus filhos, tanto homens como mulheres, correm um risco de 50% de herdar o gene da síndrome de Gardner. A síndrome de Gardener é considerada uma variante da polipose adenomatosa familiar (PAF) com determinadas manifestações extra-colónicas, como osteoma, polipose gástrica ou duodenal e fibromatose desmoide. Foi referido que a síndrome de Gardener é causada por mutações truncadoras do gene *APC* (códons 1403 e 1578) que diferem da PAF clássica (códons 169-1600), da PAF atenuada

(amino terminal até ao códão 157), e hipertrofia congénita do epitélio pigmentado da retina (códões 463-1387)[25,26]

Pensa-se que a proteína APC medeia a estabilidade da beta-catenina na via de transdução da sinalização WNT ("wingless-type mouse mammary tumor tumor virus integration site family member") nas células epiteliais do cólon normal, regulando assim indiretamente a expressão de genes-alvo da WNT, como o oncogene c-myc. As mutações do gene APC causam o desenvolvimento de múltiplos pólipos adenomatosos no cólon, o que predispõe fortemente os portadores do gene para o cancro colorrectal, juntamente com outras manifestações extracolónicas, como os osteomas.[27] No entanto, existem provas de que os doentes com mutações idênticas podem ter expressões fenotípicas diferentes devido a razões pouco claras. A maioria dos doentes com GS pode ter uma história familiar, mas cerca de 25% dos doentes com GS podem apresentar uma nova mutação dominante e ser o primeiro membro afetado da família.[26] No entanto, o mecanismo etiopatológico exato permanece obscuro até ao momento, pelo que a investigação é ditada no sentido de estabelecer a etiopatogénese deste tumor benigno, em seres humanos, que pode ser uma síndrome associada a um possível co-fator de malignidade, especialmente o de etiologia viral.

A incidência da síndrome é de 1:14.025, com uma distribuição igual entre os sexos. Pode ser identificada com base em achados orais, incluindo múltiplos dentes impactados e supranumerários, múltiplos osteomas maxilares que dão um aspeto de "algodão" aos maxilares, bem como múltiplos odontomas, hipertrofia congénita do epitélio pigmentar da retina (CHRPE), para além de múltiplos pólipos adenomatosos do cólon.[28]

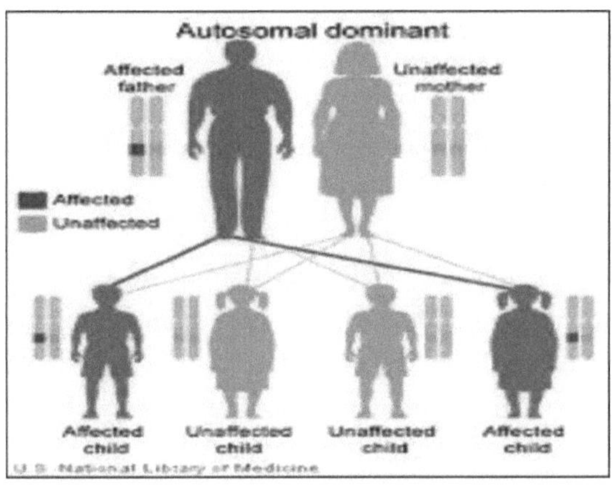

FIG 1: Padrão de hereditariedade autossómico dominante

VIII) OSTEOMA DOS TECIDOS MOLES (EXCLUSIVAMENTE DA LÍNGUA) : A origem dos osteomas linguais é incerta, embora tenham sido propostos três mecanismos patogénicos: reação pós-traumática,[29] malformação do desenvolvimento[29,30] e ossificação de um remanescente embriológico da tiroide.[31,32]

A primeira hipótese de reação pós-traumática sugere que o terço posterior da língua é um centro reativo de ossificação, uma vez que é suscetível ao trauma e à irritação da deglutição. Após uma lesão prévia, hematoma ou inflamação crónica, ocorre metaplasia óssea, semelhante ao processo patológico observado na miosite ossificante pós-traumática.[29] No entanto, esta teoria não explica porque é que os osteomas linguais são todos compostos por osso maduro bem desenvolvido, em vez de um padrão ósseo irregular inflamatório, que é esperado numa lesão traumática.

A segunda hipótese de malformação do desenvolvimento foi proposta por Monserrat. Acredita-se que os osteomas linguais sejam remanescentes ossificados do arco branquial devido à sua proximidade com o forame cecum. O forame cecal representa a junção entre os derivados do primeiro e do terceiro arco branquial, e é também o local onde o segundo arco branquial desaparece. Os osteomas surgem de um remanescente congénito do segundo arco branquial ou dos remanescentes do primeiro ou do terceiro arco.[32] Durante o desenvolvimento embriológico, as células mesenquimatosas multipotenciais podem ser aprisionadas neste local para formar osteomas ao longo do tempo.[30] Esta hipótese explica a localização anatómica, mas não explica a sua predileção pelo sexo feminino.

A última teoria envolve a calcificação do remanescente da tiroide.[3,32] Trata-se de uma teoria atractiva, uma vez que explica a relação anatómica distinta entre estes osteomas e o forame cecal, bem como a maior predileção observada no sexo feminino. O forame cecal é também o local onde o anel da tiroide surge e desce para o pescoço. Os restos de tecido tiroideu intraglossal não descido podem levar ao desenvolvimento desta lesão óssea.[33] Além disso, os restos da tiroide lingual e o tecido da tiroide intralaríngeo deslocado embriologicamente encontram-se predominantemente no sexo feminino.[34] Sabe-se também que a ossificação metaplástica no tecido da tiroide ocorre em bócios colóides e quistos da tiroide. Assim, os osteomas linguais podem ser derivados ossificados de remanescentes da tiroide.

CAPÍTULO 3
INCIDÊNCIA GLOBAL, PREDILECÇÃO E BREVE REVISÃO DA LITERATURA

INCIDÊNCIA ; Reyes et al.[26] referem que a prevalência de osteomas na população normal é de cerca de 4%.

A incidência global do osteoma é baixa, afectando 0,01-0,04% de toda a população, constituindo 12,1% dos tumores ósseos benignos e 2,9% de todos os tumores ósseos.[35]

Sayan et al.[18] referiram no seu estudo que 22,85% das lesões surgiram na mandíbula e 14,28% na maxila.

Mesmo Woldenberg et al.[36] relataram 64% dos casos, enquanto Kaplan et al.[17] relataram que 81,3% dos casos ocorreram na mandíbula.

PREDILECÇÃO POR IDADE ; De acordo com Bodner et al.,[37] Sugiyama et al.,[38] e Sayan et al.,[18] não existe uma predileção específica para a ocorrência de osteomas em termos do fator idade.

No entanto, de acordo com Longo et al, os osteomas são mais frequentemente encontrados em doentes entre a terceira e a quinta décadas de vida.[39]

Kashima et al.,[15] relata que os osteomas são mais comuns na sexta década de vida.

Johann AC et al.[40] um estudo de 2005 também sugere uma idade média de 36,5 anos (9-85 anos) com um intervalo de 28,5 anos (9-65 anos) para a região anterior.

Os resultados destes relatórios mostram que não houve predileção pela idade, e as lesões foram encontradas desde a segunda até à sexta década de vida.

PREDILECÇÃO POR GÉNERO ; Um estudo efectuado por Cutilli & Quinn[41] e Bodner et al.[37] indicou que os osteomas não têm predileção por género.

No entanto, Kaplan et al.[17] e Sayan et al.[18] referem que os homens são mais frequentemente afectados do que as mulheres, numa proporção de 2:1.

No entanto, Remagen et al.[42] e Schneider et al.[43] relatam uma relação inversa de 3:1, com mais casos ocorrendo em pacientes do sexo feminino.

De acordo com Johann AC et al.,[40] a proporção de mulheres e homens relatada foi de 2:1, no entanto, na região anterior da mandíbula, a proporção de mulheres e homens foi de 3:1.

PREDILECÇÃO DO LOCAL: Mittal et al.[44] sugeriram que os osteomas são mais frequentemente encontrados na placa cortical de ossos longos, como o fémur e a tíbia. Kaplan et al.[13] e Schneider et al.[43] referiram que o local mais comum para a ocorrência de osteomas é o crânio.

No entanto, Sayan et al.[18] Larrea- Oyarbide et al.[11] afirma que os osteomas afectam mais frequentemente os seios paranasais, sendo o seio frontal o mais comum, seguido dos seios maxilar, etmoidal e esfenoidal.

Outras localizações documentadas incluem o canal auditivo externo, a órbita, o osso temporal e as placas pterigóides.[45] Poucos casos foram relatados de osteomas que ocorrem nos tecidos moles, na língua e raramente na mucosa bucal.

Kaplan et al.[13] sugeriram que os osteomas dos ossos maxilares são pouco frequentes. No entanto, no que diz respeito ao osso facial, afecta mais frequentemente a mandíbula do que a maxila.

Na mandíbula, os locais mais comuns são o ângulo mandibular e a borda inferior do corpo da mandíbula em associação com a placa vestibular, locais que são mais susceptíveis a traumas, além disso, a localização dos osteomas de mandíbula é geralmente em estreita proximidade com áreas de fixação muscular. Na literatura, os relatos de casos que publicam osteomas na mandíbula incluem 23 casos localizados no corpo (4 casos na região anterior e 19 casos na região posterior), seguidos pelo côndilo (18 casos), ângulo (9 casos), ramo ascendente (7 casos), processo coronoide (5 casos), arco zigomático (2 casos) e incisura sigmoide (1 caso).[47,48,49,50]

Na maxila, os osteomas surgem do seio maxilar[12], da placa vestibular na região molar e da tuberosidade da maxila, e também frequentemente da região anterior[14] e da parte posterior[48] da maxila. O local mais comum do osteoma no maxilar é o processo alveolar maxilar[51], enquanto foram registados casos muito raros na região do palato duro do maxilar.[52]

BREVE REVISÃO DA LITERATURA

Embora o osteoma periférico seja atualmente uma lesão aceitável e classificada, a classificação do osteoma central como uma lesão discreta permanece equívoca, uma vez que muitos casos de osteoma central revelaram ser outras entidades patológicas, como o cementoma, a displasia fibrosa ou a osteomielite esclerosante focal.[53] Assim, a maioria dos casos disponíveis na literatura é do tipo periférico, enquanto apenas alguns são relatados como sendo do tipo central.

Segue-se uma revisão da literatura sobre osteomas que ocorrem na Maxila.

1) **Seward et al.[14] no ano de 1965,** relataram um caso de uma paciente de 50 anos de idade com queixa de inchaço no rebordo alveolar do maxilar, confirmado histologicamente como osteoma do maxilar.

2) Outro caso de osteoma foi relatado por **Rajayogeswaran et al.[53] no ano de 1981,** afectando uma doente de 69 anos na região anterior do maxilar, com aproximadamente 1,2 cm de tamanho na área edêntula. A paciente relatou dor surda na região, confirmada histologicamente como osteoma central da maxila.

3) **Sayan et al.[18] , no ano de 2002**, relataram uma série de casos de osteoma periférico no rebordo alveolar do maxilar, tanto em pacientes do sexo masculino como do sexo feminino. Sayan et al.[18] também relataram alguns casos de osteomas localizados na região do palato duro da maxila.

4) Um estudo de caso semelhante foi relatado por **Dalambiras et al.[54] no ano de 2005** numa paciente do sexo feminino de 16 anos de idade com uma queixa de inchaço sobre o rebordo alveolar.

5) **Woldenberg et al.[36] no ano de 2005,** relatou uma série de casos de 14 casos de osteomas periféricos que afectam a região maxilofacial. Relatou um caso de uma paciente do sexo feminino de 76 anos com osteoma periférico da maxila na região do rebordo alveolar com queixa de sensibilidade local na região do rebordo.

6) **Firat D et al.[55] no ano de 2005,** relataram um caso de osteoma periférico da região do antro maxilar num doente do sexo masculino com 15 anos de idade, osteoma presente numa região pré-molar maxilar com aproximadamente 3

cm de tamanho, resultando na deslocação dos dentes adjacentes.

7) **Durighetto et al.[10] no ano de 2007,** relataram um caso de osteoma periférico que afetava a região alveolar maxilar em um paciente do sexo masculino de 40 anos de idade.

8) **Iatrou et al.[51] , no ano de 2007,** relataram um caso semelhante de osteoma periférico que afectava a região alveolar maxilar num doente do sexo masculino de 64 anos que se queixava de inchaço.

9) **Kaplan et al.[17] , no ano de 2008,** relataram um caso de osteoma periférico que afectava a região pré-molar/molar maxilar num doente do sexo masculino de 46 anos de idade, com aproximadamente 1,7*13 cm de tamanho e subsequente expansão da crista.

10) **Chaundhry et al.[56] no ano de 2009,** relataram um caso de osteoma periférico de uma região da tuberosidade maxilar que afectava um doente do sexo masculino de 73 anos de idade, confirmado na análise histológica como sendo do tipo esponjoso.

11) **Wong et al.[57] , no ano de 2010,** relataram um caso de osteoma periférico do lado direito do rebordo alveolar maxilar num paciente do sexo masculino de 20 anos de idade.

12) **Sah et al.[58] no ano de 2011,** relataram um caso de osteoma periférico que afectava a região anterior do maxilar numa doente do sexo feminino de 50 anos de idade, com aproximadamente 2*2 cm de tamanho no processo alveolar, obliterando o vestíbulo labial na região 11-12.

13) **Prabhuji et al.[59] no ano de 2011,** relataram um caso de osteoma periférico compacto da região do palato duro maxilar num paciente do sexo masculino de 45 anos de idade.

14) **Nah et al.[60] no ano de 2011,** relataram um caso de osteoma central que afectava a região do palato duro maxilar numa doente do sexo feminino de 69 anos.

15) **Franca et al.[61] , no ano de 2012,** relataram um caso de osteoma periférico compacto na face vestibular do rebordo alveolar da maxila, medindo aproximadamente 1,0 cm de diâmetro, num paciente do sexo masculino de 53 anos de idade. O nódulo apresentava grande proximidade com a

tuberosidade maxilar. O paciente era assintomático.

16) **Viswanatha et al.[62] no ano de 2013,** relataram dois casos de osteomas periféricos do palato duro, um em uma paciente do sexo feminino de 14 anos e outro em um paciente do sexo masculino de 15 anos.

17) **Weihsin HU et al.[52] no ano de 2014,** relataram um caso de uma paciente do sexo feminino, de 34 anos de idade, que procurava tratamento para uma massa assintomática de aumento lento na parte posterior esquerda do maxilar no aspeto palatino. A lesão media 20 x 15 mm de diâmetro. Um diagnóstico de osteoma periférico que afetava a região alveolar maxilar em um paciente do sexo masculino de 40 anos de idade foi descartado com a confirmação da análise histológica.

18) **Ramoglu et al.[63] no ano de 2016,** relataram um caso de um paciente do sexo masculino de 19 anos que se queixava de uma massa indolor e de crescimento lento no lado direito da região do palato duro. A história do paciente não revelou trauma ou doenças relevantes. O paciente era assintomático, exceto por um leve desconforto e dificuldade de mastigação.

Assim, em resumo, os osteomas maxilares localizam-se principalmente no rebordo alveolar, ocorrendo na faixa etária que vai da segunda à sétima década de vida, sem diferença de predileção por género ou com uma predileção ligeiramente maior por doentes do sexo masculino. Na presente revisão da literatura, os osteomas eram principalmente da variedade periférica compacta, embora alguns fossem da variedade periférica esponjosa. No entanto, havia muito poucos casos disponíveis na literatura que reivindicavam a ocorrência de osteoma central da maxila.

O local mais comum para a ocorrência de osteoma nos maxilares é a mandíbula.

Segue-se uma revisão da literatura sobre a ocorrência de osteoma na mandíbula.

1) **Hitchin et al.[64] , no ano de 1955,** relataram um caso de osteoma central da mandíbula em um paciente do sexo masculino de 47 anos de idade, com radiopacidade pronunciada na crista edêntula da região pré-molar/molar, com expansão subsequente na região em questão. O paciente relatou dor, linfadenite e déficit sensorial.

2) **Khosla et al.[65] , no ano de 1970,** relataram um caso de osteoma da mandíbula

de uma variedade central num doente do sexo masculino de 13 anos de idade com uma radiodensidade mista na região molar mandibular de aproximadamente 3 cm de tamanho, levando à expansão do rebordo alveolar e à deslocação na área em causa.

3) **Fritz et al.[66] no ano de 1981,** relataram um caso de osteoma central da mandíbula na região molar de aproximadamente 1 cm de tamanho demarcado com bordas radiopacas bem definidas. O paciente apresentava queixa de dor, sensação de queimação e fasciculação espontânea dos lábios.

4) **Zielinska Kazamierska et al.[67] no ano de 2005,** relataram um caso de osteoma da mandíbula numa doente de 20 anos de idade com queixas de dor na região pré-molar/molar da mandíbula. O tamanho do osteoma foi relatado como sendo de aproximadamente 7 * 2,5 cm com bordas radiopacas bem definidas, resultando na expansão da crista e subsequente deslocamento dos dentes adjacentes e impactação dos dentes adjacentes.

5) **Terra et al.[68] , no ano de 2005,** relataram um caso de osteoma periférico ocorrendo na borda inferior da mandíbula em uma paciente de 16 anos de idade. Clinicamente, foi observada uma tumefação com superfície dura na borda inferior do corpo mandibular direito, causando assimetria facial. O exame radiográfico revelou radiopacidade e uma massa bem circunscrita com aproximadamente 2 cm de tamanho. A avaliação histopatológica revelou características compatíveis com osteoma.

6) **Kaplan et al.[17] no ano de 2008,** relataram um caso de osteoma numa paciente do sexo feminino de 52 anos de idade numa região pré-molar/molar mandibular de aproximadamente 2*2 cm com bordos radiopacos bem definidos. A paciente era assintomática.

> ii) Outro caso semelhante relatado por Kaplan et al.[17] em paciente do sexo feminino de 67 anos de idade com aproximadamente 1 * 1 cm com bordas radiopacas bem definidas na região de canino/premolar mandibular com subsequente expansão do rebordo.

> iii) Kaplan et al.[17] também relataram um caso de osteoma da mandíbula em um paciente do sexo masculino de 57 anos de idade, com aproximadamente 1*2 cm de tamanho na região dos pré-molares inferiores, demarcado com bordas radiopacas bem definidas, com ligeira

expansão e consequente deslocamento dos dentes adjacentes.

7) **Goudar et al.[69] no ano de 2011,** relataram um caso de osteoma da mandíbula num doente do sexo masculino de 29 anos de idade com queixa de um inchaço na superfície lingual do bordo direito da mandíbula. A lesão era assintomática. Não foram observadas restrições funcionais, exceto para os movimentos laterais direitos da língua. Não foi detectada qualquer assimetria grosseira. No exame intra-oral, estava presente uma massa bem definida no aspeto lingual do corpo direito da mandíbula, que se estendia da região do canino ao primeiro molar. À inspeção e à palpação, a tumefação media 2x3 cm, não era sensível e tinha uma consistência dura. A mucosa sobrejacente era normal em termos de cor e textura. A radiografia oclusal mostrava uma massa radiopaca bem circunscrita em relação à superfície lingual do corpo direito da mandíbula, sugerindo um osteoma da mandíbula.

8) **Smrithi Veera et al.[70] no ano de 2012,** relataram um caso de um homem de 25 anos de idade, com um botão indolor no aspeto interno direito do maxilar inferior. O doente negava dor ou incapacidade de mastigar, sem registos de qualquer trauma facial anterior ou de uma história familiar ou médica contributiva. O exame extra-oral não revelou assimetrias faciais ou mandibulares evidentes. O exame intra-oral revelou uma projeção ovoide, nodular e séssil no aspeto ântero-lingual da mandíbula direita, que media aproximadamente 6 cm (ântero-posteriormente) X 5 cm (buco-lingualmente) de diâmetro, estendendo-se desde a placa cortical lingual até ao pavimento da boca. O exame radiográfico mostrou uma protuberância radiopaca ovoide bem circunscrita, associada ao corpo mandibular direito, que parecia surgir da placa cortical lingual, atravessando a linha média até aos incisivos contralaterais. A protuberância bem demarcada parecia assemelhar-se a osso de qualidade esponjosa. O relatório histopatológico foi considerado consistente com o de um osteoma esponjoso da mandíbula.

9) **Ana Reis Durao et al.[50] no ano de 2012,** relataram um caso de osteoma da mandíbula num doente do sexo masculino de 57 anos de idade com uma massa radiopaca unilateral, bem circunscrita, localizada no lado esquerdo no ângulo da mandíbula. O paciente era assintomático, a lesão não interferia na função normal e não apresentava problemas estéticos; a lesão não foi tratada e o paciente foi mantido sob observação.

10)   **Avinash kashid et al.**[71] **no ano de 2013,** apresentou um caso de um doente do sexo masculino de 48 anos de idade com queixa principal de desvio da mandíbula e incapacidade de mastigar desde há 5 meses. As imagens radiográficas e a tomografia computorizada sugeriram uma lesão osteogénica benigna envolvendo o côndilo esquerdo que, no exame histopatológico, confirmou ser um osteoma esponjoso do côndilo mandibular.

11)   **Gururaju et al.**[72] **no ano de 2014,** relataram um caso de um paciente do sexo masculino de 23 anos de idade com inchaço no corpo esquerdo da mandíbula. A lesão era assintomática. Não havia restrições funcionais além de uma leve assimetria facial. Ao exame extraoral, notou-se discreta assimetria facial na região parassinfisária esquerda, na face vestibular da mandíbula. O inchaço media aproximadamente 1 X 1,5 cm, não era sensível, tinha consistência firme a dura à palpação e estava imóvel. Intra-oralmente, não foram detectadas quaisquer anomalias durante o exame dos tecidos moles e duros. A radiografia oclusal mostrou uma massa radiopaca bem circunscrita em relação à placa cortical vestibular esquerda na região parassinfisária, medindo cerca de 1,5 x 1 cm. A excisão da lesão foi feita por via intra-oral sob anestesia local. Histologicamente, a lesão estava bem encapsulada com trabéculas ósseas dispostas em padrão rendilhado, com bordas osteoblásticas e osteócitos dentro das lacunas, com evidência de linhas de repouso no centro e, na periferia, era revestida por osteoblastos volumosos, sugestivos de osteoma esponjoso periférico da mandíbula.

12)   **Viniti Goel et al.**[73] **no ano de 2014,** relataram um caso de uma paciente do sexo feminino de 28 anos de idade com a queixa principal de inchaço leve na região anterior esquerda da mandíbula, sem histórico de trauma na região. A tumefação extraoral era evidente no lado esquerdo. O exame intra-oral revelou uma massa bem definida, oval, imóvel, na placa labial da região anterior esquerda da mandíbula 31 e 32, com expansão labial. A lesão era óssea e dura à palpação. Clinicamente, a massa media 1,3 cm (largura) e 0,7 cm (altura). Uma lesão solitária, oval, bem definida e radiopaca foi observada na radiografia oclusal. Estas características clínicas e radiográficas eram favoráveis a um osteoma periférico da mandíbula.

13)   **Srinivasan et al.**[74] **no ano de 2014,** relataram um caso de uma paciente do sexo feminino de 45 anos de idade com queixa de dificuldade em engolir com

um inchaço indolor na região inferior direita da mandíbula posterior da face. no exame intraoral, na inspeção, um único inchaço bem definido visto na gengiva anexa de 42, 43, 44 e 45 de tamanho aproximadamente 4 × 5 cm, de forma irregular, que se estendia anteriormente da gengiva anexa distal a 42, posteriormente até a gengiva anexa do aspeto lingual de 45. Superiormente a partir da gengiva marginal de 43 e 44, inferiormente até ao vestíbulo bucal de 44, 45. A secção axial da tomografia computorizada (TC) mostrou uma lesão mista hiper e hipodensa com margens mal definidas. Foi observada uma expansão da placa cortical vestibular e lingual. Os relatórios histológicos confirmaram o diagnóstico de osteoma periférico da mandíbula.

14)   **Soni et al.[75] no ano de 2014,** relataram uma série de três casos de osteomas que ocorrem na mandíbula

CASO I: O autor relatou um caso de uma doente de 35 anos de idade com uma queixa principal de uma grande massa dura e pedregosa na cavidade oral, com dificuldade em ingerir alimentos e respirar. À palpação, a lesão era dura como pedra, não sensível, firmemente aderente ao aspeto lingual subjacente da mandíbula. A lesão tinha aproximadamente 6 * 3 cm de tamanho, estendendo-se da região do canino esquerdo até à região do ramo ascendente direito da mandíbula, o que resultava num desvio grosseiro da língua para o lado contralateral, com restrição de movimentos. A língua estava posicionada posteriormente no lado não afetado, causando um ligeiro desconforto respiratório ao doente. O autor relatou um achado peculiar no caso: ao fechar a boca, toda a massa estava quase a tocar no palato duro. Não havia evidência de défices neurológicos na língua ou na mandíbula. As imagens digitalizadas sugeriam uma grande massa radiopaca densa, aderente ao aspeto lingual da sínfise mentoniana, corpo e ramos ascendentes, sem evidência de compressão dos grandes vasos do pescoço. Foi efectuada uma ressecção segmentar da mandíbula. A recuperação pós-operatória e a cicatrização decorreram sem intercorrências. A amostra histológica sugeria um osteoma periférico da mandíbula.

CASO II: O autor relatou outro caso de um doente de 60 anos de idade, do sexo masculino, com uma queixa principal de tumefação no lado direito da mandíbula, com dor ligeira sobre a tumefação, dor surda e de tipo não irradiante. O doente apresentava uma tumefação dura, fixa e não sensível, com cerca de

5*3 cm de dimensão na região do ângulo direito da mandíbula, que se estendia até à região submandibular direita e envolvia parte do ramo ascendente da mandíbula. A radiografia da mandíbula mostrou uma lesão radiopaca lobulada oval bem definida no ângulo direito da mandíbula. Os resultados da radiografia sugeriam a existência de um osteoma gigante em marfim no ângulo da mandíbula direita, que foi tratado cirurgicamente e seguido da fixação de uma placa de reconstrução em titânio. Foi efectuado um acompanhamento pós-operatório e a cicatrização decorreu sem intercorrências.

CASO III: Foi relatado um outro caso numa mulher saudável de 38 anos de idade com uma queixa principal de um crescimento duro assintomático de aumento progressivo na região inferior do dente da frente em direção à língua. À palpação, a massa era dura como pedra, não sensível, séssil e de forma oval. A massa tinha cerca de 3 * 1,5 cm de tamanho, com extensão desde a zona inferior dos pré-molares do lado esquerdo até à região dos molares inferiores do lado direito. O tumor tinha uma extensão sublingual para o pavimento da boca, mas não era de natureza invasiva ou infiltrativa. O desvio da língua era mínimo. A TAC revelou uma lesão oval bem delimitada, sem invasão óssea ou destruição dos tecidos moles. Foi feito o diagnóstico de um osteoma periférico da mandíbula anterior esquerda com extensão para a região do corpo direito da mandíbula. O caso foi operado cirurgicamente.

15)   **Chauhan et al.[76] no ano de 2015,** relataram um caso de uma paciente de 30 anos de idade com queixa de inchaço indolor no lado direito da face. Ela notou um aumento gradual em seu tamanho até o ponto de uma desfiguração estética. Ao exame extra-oral, a sua face apresentava uma ligeira assimetria devido a uma tumefação no lado direito da face com um tamanho aproximado de 2*2,5 cm, localizada cerca de 1,5 cm acima e anteriormente ao ângulo da mandíbula. À palpação, a tumefação não era sensível, estava fixa e tinha uma consistência firme, e a pele sobre a tumefação era palpável. O exame intra-oral revelou uma tumefação óssea dura não sensível na face vestibular do 47, adjacente à prega mucobucal inferior direita, com uma superfície lisa e uma forma esférica. Foram efectuados exames radiográficos. A radiografia periapical intra-oral do local e a vista oclusal topográfica da mandíbula mostraram uma radiopacidade bem definida de tamanho 1,5 * 1,5 cm ligada à placa cortical vestibular da mandíbula em relação à região 47, 48. Foi efectuada uma biopsia excisional e a massa óssea foi enviada para exame histopatológico. Na análise

histológica, foi confirmado o diagnóstico de osteoma periférico da mandíbula.

16) **Rashu Mittal et al.**[77] **no ano de 2015,** relataram um caso de um doente do sexo masculino de 18 anos com a queixa principal de inchaço no lado inferior esquerdo da mandíbula. O inchaço era semelhante ao tamanho de um berlinde, aumentando progressivamente e acompanhado de dor ao bocejar e mastigar alimentos. Não havia antecedentes de traumatismo facial e os seus antecedentes médicos não contribuíam para o caso. A história dentária revelou a extração de um pré-molar inferior esquerdo. O exame clínico revelou uma tumefação extra-oral de 3 x 2 cm na região submandibular esquerda, que se estendia a 2 cm do ângulo da mandíbula, a 4 cm do submento e a surgir da mandíbula. O exame intra-oral revelou mucosa normal, sem obliteração vestibular, com pavimento da boca normal. Radiograficamente, foi detectada na tomografia computorizada uma massa bem circunscrita, hiperdensa, de 3 x 3 cm, que envolvia a superfície inferior do corpo mandibular esquerdo, projectando-se significativamente para a face lingual. Com base nos achados físicos e radiográficos, a excisão foi efectuada por via extra-oral e o diagnóstico histológico de osteoma da mandíbula foi confirmado.

17) **Deliverska et al.**[78] **no ano de 2016,** relataram um caso de uma paciente de 68 anos de idade com um inchaço duro e bem definido no lado esquerdo da mandíbula no aspeto vestibular próximo à margem inferior e medial ao ângulo da mandíbula. Foi observada uma ligeira assimetria facial. A TAC revelou uma massa unilateral de 4 * 4,3 cm, bem definida. A lesão radiodensa surgiu na zona vestibular esquerda do bordo inferior da mandíbula. A lesão foi excisada cirurgicamente. A análise histológica confirmou o diagnóstico de osteoma periférico da mandíbula.

18) **Nilesh K et al.**[79] **, no ano de 2017,** relataram um caso de osteoma periférico que surgiu da borda inferior da mandíbula em uma paciente adulta do sexo feminino. A lesão apresentava desconforto durante a deglutição, que foi atribuído ao impacto dos músculos do assoalho da cavidade oral, incluindo o ventre anterior do músculo diagástrico.

19) **Geron et al.**[80] **no ano de 2017,** relatou um caso de paciente do sexo masculino, 33 anos, branco, com aumento de volume na base do lado direito da mandíbula, de consistência óssea dura. O exame radiográfico revelou uma lesão séssil lobulada oval, radiopaca, aderida à base mandibular perto da inserção do

músculo masseter. Foi realizada excisão e o laudo histopatológico confirmou o diagnóstico de osteoma periférico de mandíbula.

CAPÍTULO 4

<u>CARACTERÍSTICAS CLÍNICAS, RADIOLÓGICAS E HISTOLÓGICAS DO OSTEOMA</u>

MANIFESTAÇÕES CLÍNICAS DE OSTEOMA: O local mais frequentemente afetado por osteomas são os seios paranasais, sendo o mais comum o seio frontal, seguido dos seios etmoidais e maxilares.

- Dor de cabeça,

- Epistaxe,

- Alterações visuais,

- Dor e

- Proptose são os sintomas mais comuns de tumores invulgares no interior dos seios paranasais.

Os osteomas são frequentemente acompanhados por inflamação crónica das membranas mucosas adjacentes que revestem os seios nasais e por mucocele. No seio frontal, um osteoma pode causar erosão da parede posterior, resultando em pneumocefalia espontânea e rinorreia do líquido cefalorraquidiano (LCR).[61,81] A obstrução dos canais de drenagem pode facilitar o desenvolvimento de sinusite ou a formação de uma mucocele.[81]

No que respeita aos ossos faciais, é mais comum na mandíbula do que na maxila. Clinicamente, têm um aspeto circunscrito, geralmente arredondado e protuberante, e caracterizam-se por um crescimento muito lento mas contínuo.[17] O osteoma periférico apresenta-se como uma massa unilateral, séssil ou pedunculada, semelhante a um cogumelo, com um diâmetro de 1 cm a 4 cm.[18,39] Os osteomas são geralmente assintomáticos, permanecendo frequentemente indetectados, a menos que sejam descobertos incidentalmente num exame radiográfico de rotina ou até causarem sintomas.

- Deformidade facial[71]

• Estética comprometida[71]

- Incompetência labial[58]

- Movimentos mandibulares limitados[71]

- Desvio da mandíbula aquando da abertura da boca[71]

- Trismo[71]

- Oclusão deficiente[71]

- Mordida cruzada

- Dificuldade de mastigação

- Dificuldade em engolir[75]

- Desvio da língua[75]

- Movimentos limitados da língua[75]

- Sensação de corpo estranho na garganta[29]

- Náuseas[29]

- Mordaça[29]

- Parasitismo[29]

- Dores nos ossos.[68]

- Sensibilidade localizada

Raramente estão associados à dor. No entanto, quando presentes, o sintoma mais comum é a dor.[68] Alguns autores referem que os osteomas podem causar problemas de visão e equilíbrio devido à sua proximidade com o seio carotídeo ou com a artéria carótida interna.[82,83]

MANIFESTAÇÃO RADIOLÓGICA DO OSTEOMA: Os exames radiológicos convencionais são geralmente suficientes para diagnosticar um osteoma.[39,54]

Radiograficamente, a presença de uma massa oval, radiopaca e bem circunscrita, ligada por uma base larga ou pedículo ao osso cortical afetado, é uma caraterística dos osteomas.[18,61] Revela uma densidade óssea normal. Apresentam uma superfície lisa com um fino rebordo esclerótico. No centro, apresenta um aspeto misto radiopaco e radiolúcido, dependendo da quantidade de tecido da medula óssea presente.

Para além da radiografia intra-oral periapical, a radiografia panorâmica, a radiografia oclusal, a vista de água ou a tomografia ajudam geralmente a revelar a lesão.

A tomografia computorizada (TC) é capaz de determinar as densidades de pequenas áreas dos tecidos, sendo útil na avaliação de lesões fibro-ósseas de origem tumoral. A tomografia computorizada, particularmente a tridimensional, pode mostrar mais detalhes sobre a relação entre o osteoma e as estruturas adjacentes e a localização com uma melhor resolução, especialmente com a reconstrução 3D.[15,39,54] O aspeto imagiológico reflecte a patologia subjacente, sendo que os osteomas em marfim aparecem como lesões muito radiodensas, semelhantes ao córtex normal, enquanto os osteomas maduros podem demonstrar a medula central.

Em casos muito avançados, pode ser aconselhada a realização de uma ressonância magnética. Esta pode dar uma visão clara da localização exacta, da infiltração em estruturas adjacentes, da compressão de vasos sanguíneos ou de nervos em relação aos osteomas.[84] O exame deve ser efectuado, pelo menos, em intervalos de seis meses durante os primeiros anos após a cirurgia.

MANIFESTAÇÕES HISTOLÓGICAS DO OSTEOMA: Para efetuar o exame histológico, os tecidos são processados imediatamente após a excisão.

> As amostras de tecido são fixadas em formaldeído a 10 % e, em seguida, o processo de descalcificação é efectuado numa solução de ácido fórmico a 8 %.

> Os tecidos descalcificados são então processados por rotina e depois incorporados num bloco de parafina.

> Os blocos de tecido são cortados em fatias de 6 microns de espessura e as secções são fixadas nas lâminas.

> As lâminas são então coradas com heamatoxilina e eosina e observadas ao microscópio.[73]

A classificação histológica distingue entre 3 categorias[13,15,18]

> Osteoma do marfim (osteoma denso ou compacto)

> Osteoma maduro (osteoma esponjoso, mole ou esponjoso)

> Osteoma de tipo misto

Osteoma em marfim: O osteoma compacto é constituído por osso denso e compacto com poucos espaços medulares e pouco ou nenhum sistema Haversiano.

Osteoma maduro: O osteoma esponjoso é caracterizado por trabéculas ósseas e medula fibro-gordurosa que envolve osteoblastos, trabéculas ósseas com tecidos conjuntivos frouxos e capilares, na sua maioria com uma arquitetura semelhante ao osso maduro.

Osteoma misto: compreende a mistura de histologia em marfim e madura.

CAPÍTULO 5

<u>MODALIDADES DE TRATAMENTO</u>

A excisão do osteoma não é geralmente necessária. A cirurgia só é indicada quando a lesão é sintomática ou está a crescer ativamente. A abordagem cirúrgica deve ser específica para cada caso. Existem abordagens intra-orais e extra-orais.

- A abordagem intra-oral é preferível, sempre que possível, principalmente por razões estéticas e cosméticas.

- Abordagem extra-oral, a abordagem gengivo-bucal sub-labial (Caldwell-Luc) é conveniente para o antro maxilar.

- As técnicas endoscópicas também têm sido defendidas em casos seleccionados.[85]

- As abordagens Coronal ou Bi-Coronal têm sido classicamente utilizadas para tratar osteomas das lesões temporais, frontais e fronto-órbito-etmoidais. No entanto, estas requerem uma extensa quantidade de dissecção e têm um potencial de morbilidade significativo, especialmente considerando que a lesão a ser ressecada é benigna. Há relatos recentes do uso da abordagem endoscópica nasal para a ressecção de osteoma etmoidal e frontal.[85,86]

Para tratar os casos de osteomas dos maxilares, para osteomas maiores localizados posteriormente no ângulo mandibular ou na região do côndilo, bem como para os casos que envolvem o zigoma, Longo et al. recomendam uma abordagem extra-oral.[39] No entanto, para o maior número de casos, recomenda-se uma abordagem cirúrgica intra-oral para fins cosméticos, sob anestesia local ou anestesia geral. Convencionalmente, esta pode ser conseguida através da abordagem da massa óssea por meio de uma incisão crevicular, o retalho mucoperiosteal é refletido, a massa é dividida em secções mais pequenas utilizando um rongeur de corte ósseo e brocas e, em seguida, excisada com um cinzel e um martelo. Após a remoção da massa de tecido, a placa cortical é alisada com uma broca de vulcanite ou uma lima de osso sob irrigação salina abundante. O retalho mucoperiosteal é então suturado de volta à posição original[69]

Outra opção cirúrgica desenvolvida recentemente é a utilização da cirurgia piezoeléctrica, que foi desenvolvida durante a última década e tem sido utilizada em cirurgia oral e maxilofacial, cirurgia ORL, cirurgia ortopédica e neurocirurgia

27

para realizar odontectomias, osteotomias e osteoplastias.[87] A principal caraterística da cirurgia piezoeléctrica é o corte seletivo, que consiste em cortar apenas tecido duro, poupando as estruturas de tecido mole, incluindo o tecido nervoso. Os instrumentos utilizados para o corte ultrassónico criam microvibrações causadas pelo efeito piezoelétrico: certas cerâmicas e cristais deformam-se quando uma corrente eléctrica é passada através deles, resultando em oscilações de frequência ultra-sónica. A frequência utilizada situa-se na gama de 20-32 kHz e cria micro movimentos que variam entre 60 e 210 µm que cortam apenas tecido mineralizado, enquanto o tecido mole é cortado com frequências superiores a 50 kHz. A amplitude destas micro vibrações permite um corte limpo e preciso. Além disso, o local da operação é isento de sangue devido à ação da solução salina e da cavitação. A cavitação ajuda a fechar os vasos sanguíneos mais pequenos e elimina o sangue dos vasos maiores.[87]

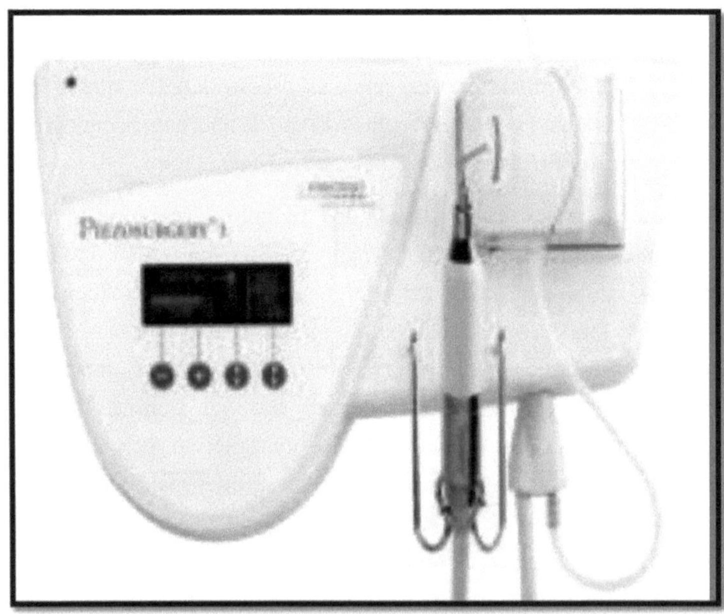

FIG 2: Unidade de Peizocirurgia Mectron

CAPÍTULO 6

<u>CASOS CLÍNICOS</u>

Apresentamos dois casos, UM de um grande osteoma periférico com origem na face vestibular da mandíbula numa mulher de 58 anos de idade e OUTRO caso de osteoma periférico da região anterior do maxilar numa paciente de 40 anos de idade tratada com o aparelho médico de ultra-sons Mectron Piezosurgery.

CASO I

Uma doente de 58 anos de idade, do sexo feminino, apresentou-se no serviço de consulta externa do Yashwantrao Chavan Medical memorial and rural development foundation's Dental College and hospital, Ahmednagar, Maharashtra, Índia, com a queixa principal de tumefação no lado direito do maxilar inferior em relação com a região molar desde há um ano.

O doente contou a história de que a tumefação foi notada pela primeira vez há um ano, de início insidioso, tendo aumentado gradualmente até atingir o tamanho atual e, desde então, não se notou qualquer flutuação no tamanho da tumefação. O inchaço não estava associado a dor, corrimento, febre, parestesia ou dificuldade em comer ou falar. Não há história de traumatismo, infeção ou história de inchaço semelhante nessa região. Não existem inchaços semelhantes noutras partes do corpo. A doente apresentava um estado de saúde aparentemente bom e os seus antecedentes médicos não contribuíam para o caso. O fluxo salivar era normal.

Ao exame extra-oral, não se observou qualquer assimetria facial grosseira, no entanto, à palpação, era evidente uma tumefação difusa solitária na face vestibular do lado direito da mandíbula associada à região molar, medindo 2*3 cm, não sensível mas de consistência dura. A tumefação era não compressível, não redutível, não flutuante e não pulsátil. A mucosa sobrejacente era normal.

Ao exame intra-oral, não havia sinais de deformidade óssea e a membrana mucosa oral estava intacta. Os dentes regionais não eram móveis, não estavam cariados e não eram sensíveis à percussão (Figura 1 do caso).

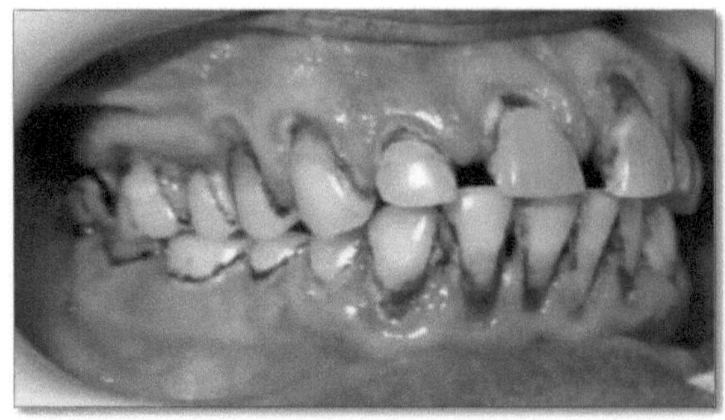

Caso I Fig 1: Fotografia intra-oral pré-operatória

Os resultados radiográficos (através de uma radiografia panorâmica) confirmaram uma massa radiopaca solitária e bem definida, medindo 3*2 cm. A lesão estendia-se desde a face mesial da raiz distal do primeiro molar até à face distal da raiz mesial do segundo molar. (Caso f Fig. 2)

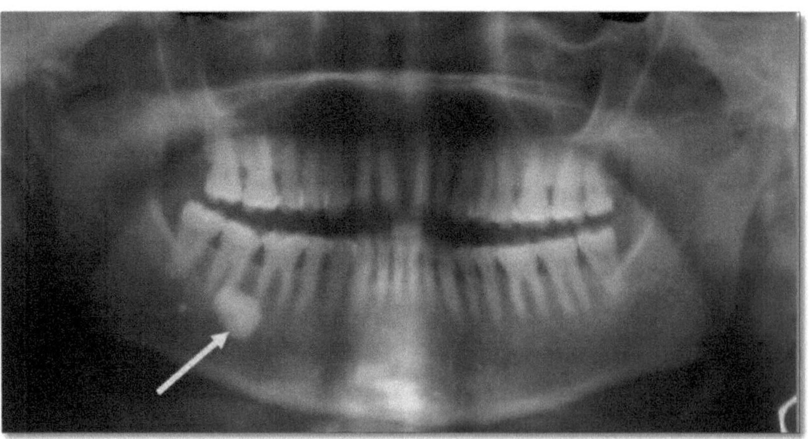

Caso I Fig 2: OPG pré-operatório

Uma radiografia oclusal demonstrou uma grande massa presa à superfície vestibular do corpo mandibular direito. (Caso f Fig. 3)

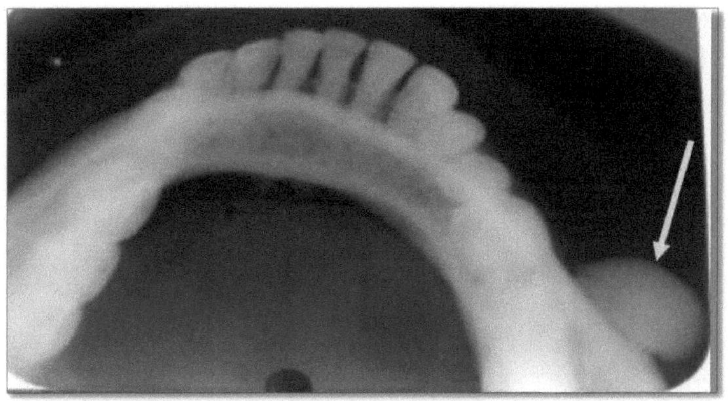

Caso I Fig. 3: Radiografia oclusal pré-operatória

Com base na história apresentada pelo doente, no exame clínico efectuado e nas características radiográficas, foi feito um diagnóstico provisório de osteoma periférico. Como diagnóstico diferencial, foram consideradas a reação periosteal, a exostose e a osteomielite de Garre.

Foi efectuada uma destartarização e alisamento radicular completo supragengival e subgengival. Sob anestesia local, a lesão foi abordada através de uma incisão crevicular, tendo sido refletido um retalho mucoperiosteal. Verificou-se que a massa estava ligada ao osso. (Caso I Fig.4)

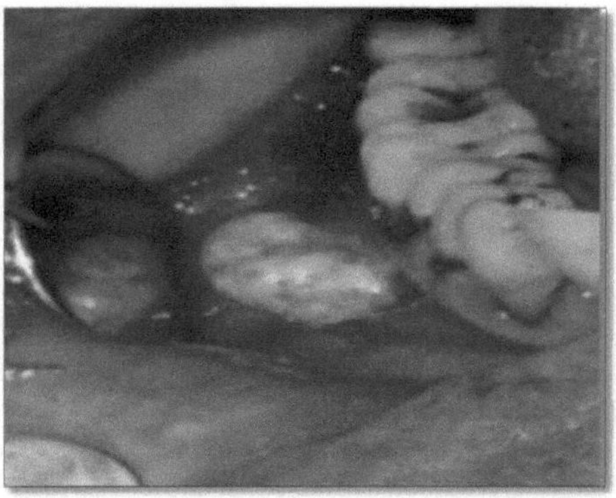

Caso I Fig 4: Fotografia intra-operatória

A osteotomia foi efectuada na interface entre o osso e a lesão, nas faces superior, inferior, mesial e distal, utilizando os insertos OT1, OT2 e OP1 do aparelho médico de ultra-sons Mectron Piezosurgery, com movimentos contínuos e suaves da ponta vibratória para cima, para baixo ou para a frente e para trás; a lesão foi sucessivamente incisada de todos os lados e removida com um cinzel (Caso I, Fig. 5).

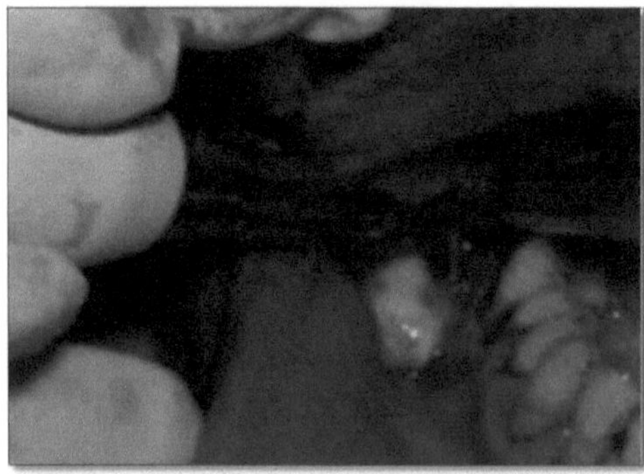

Caso I Fig 5: Massa incisada de todos os lados com uma unidade de peizocirurgia, utilizando os insertos OT1, OT2 e OP1.

A placa cortical do corpo da mandíbula foi alisada com uma lima de osso sob irrigação salina abundante (Caso I Fig. 6).

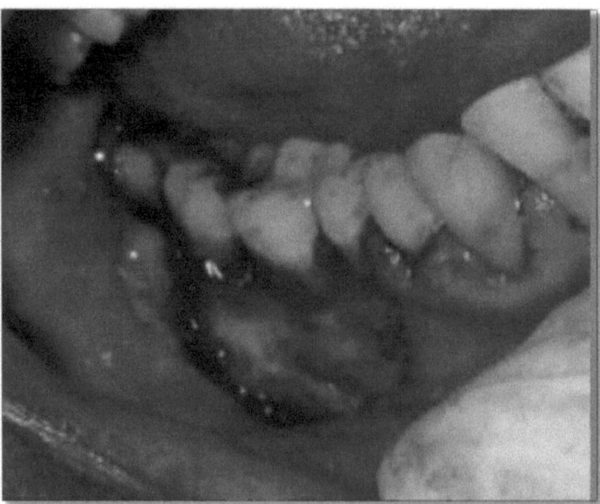

Caso I Fig. 6: Placa de osso cortical alisada com uma lima de osso

O espécime bruto era ósseo duro, de forma oval e media cerca de 3*2 cm. A superfície superficial era pálida e lisa, enquanto a superfície de corte era rugosa. O tecido foi então fixado em formalina a 10%, descalcificado em ácido fórmico a 5% e processado por rotina, tendo sido efectuada uma análise histológica. (Caso I Fig. 7)

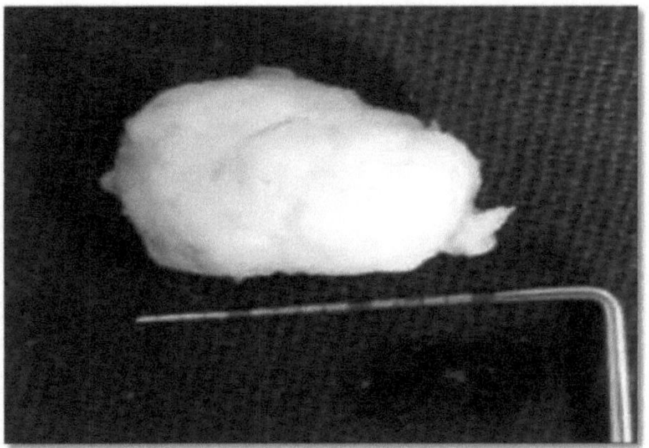

Caso I Fig 7. Massa tecidular excisada

O retalho mucoperiosteal foi suturado com material de sutura de seda 3-0 depois de se conseguir uma heamostase completa. (CasoFig. 8)

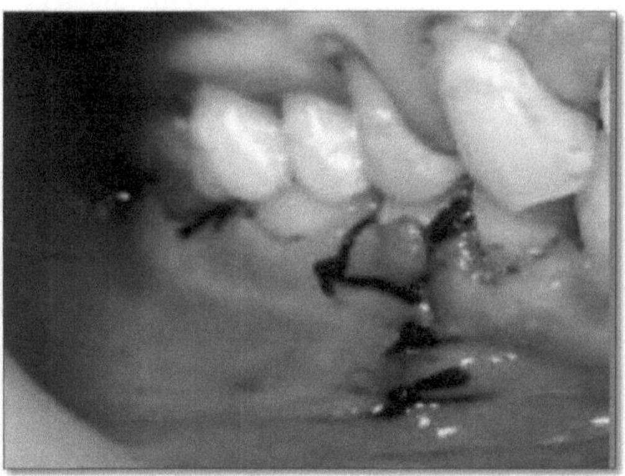

Caso I Fig. 8: Retalho mucoperiosteal suturado

O exame histopatológico revelou osso compacto denso composto por numerosas lacunas contendo osteócitos. São observadas linhas de repouso e de inversão. Também se observam canais de Haversian e alguns espaços medulares contendo elementos sanguíneos. A lesão não estava encapsulada e todas as características eram sugestivas de osteoma. (Caso f Fig. 9)

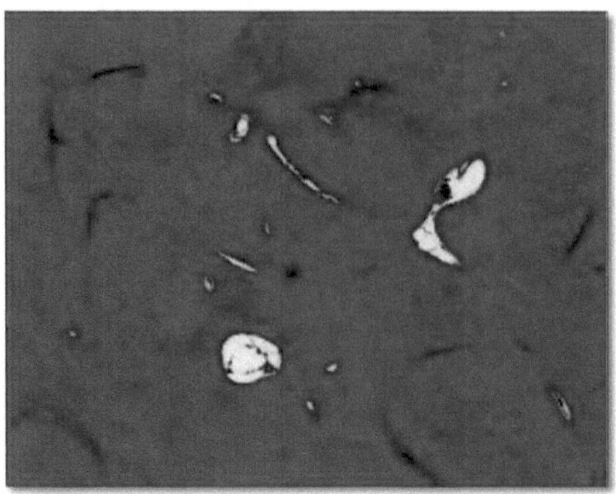

Caso I Fig. 9: Imagem histopatológica

No pós-operatório, o doente recebeu antibióticos sistémicos, analgésicos e medidas de higiene oral, com instruções para utilizar a escova de dentes ultramacia thermoseal para limpar suavemente os dentes e utilizar elixir bucal de gluconato de clorexidina a 0,2% duas vezes por dia durante 21 dias no pós-operatório. Foram observados sinais de cicatrização com um desconforto mínimo. A remoção das suturas foi efectuada uma semana mais tarde.

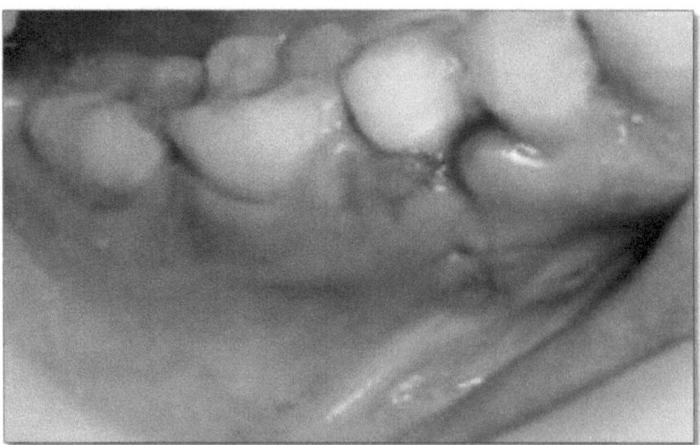

Caso I Fig 10: Uma semana de pós-operatório

A cicatrização progrediu normalmente e não apresentou complicações pós-operatórias no final dos seis meses de duração.

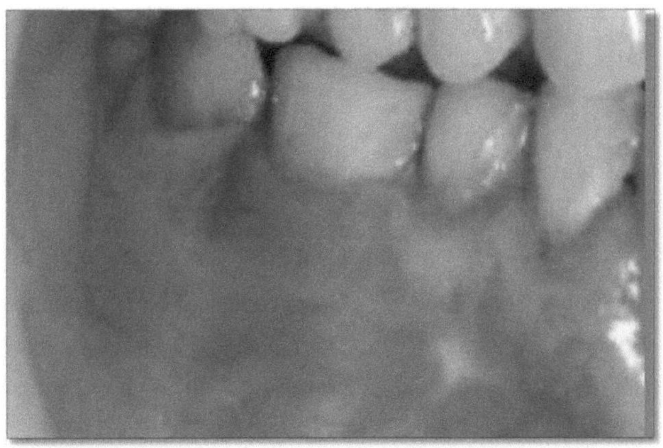

Caso I Fig. 11: Seis meses de pós-operatório

A área de interesse foi reavaliada 6 meses mais tarde, a radiografia OPG mostra uma desobstrução total (Caso IFig 12).

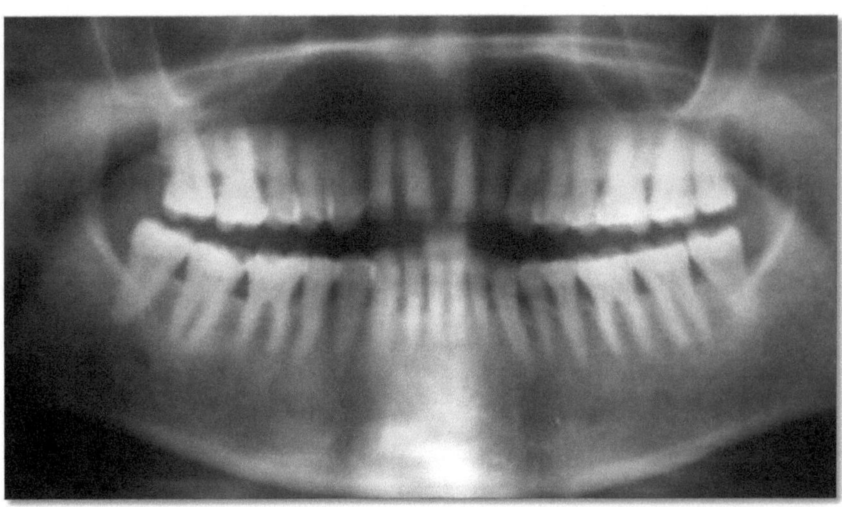

Caso I Fig. 12 : Radiografia panorâmica pós-operatória mostrando desobstrução completa

CASO II

Uma doente do sexo feminino, de 40 anos de idade, apresentou-se na consulta externa do Yashwantrao Chavan Medical memorial and rural development foundation's Dental College and hospital, Ahmednagar, Maharashtra, Índia, com a queixa principal de uma massa indolor de crescimento lento no lado esquerdo do maxilar superior, em relação com os dentes anteriores, desde há 3 anos.

O doente contou a história de que a tumefação tinha sido notada pela primeira vez há 3 anos, de início insidioso, tendo aumentado gradualmente do tamanho de uma ervilha para o tamanho atual e que, desde então, não se tinha notado qualquer flutuação no tamanho da tumefação. O inchaço não estava associado a dor, corrimento, febre, parestesia ou dificuldade em comer ou falar. No entanto, a doente apresenta antecedentes de um traumatismo ocorrido há 5 anos devido a violência doméstica, pelo que visitou o hospital Vikhe Patil, Ahmednagar, Maharashtra, Índia, devido a inchaço e dor na zona em causa, tendo recebido antibióticos e analgésicos durante uma semana, após o que o inchaço e a dor diminuíram. O doente não refere quaisquer antecedentes de inchaços semelhantes noutras partes do corpo. A doente apresentava um estado de saúde aparentemente bom e os seus antecedentes médicos não contribuíam para o facto. O fluxo salivar era normal.

No exame extra-oral, não foi observada qualquer assimetria facial grosseira, mas os lábios do doente eram incompetentes e, à palpação, era evidente uma tumefação difusa solitária na face vestibular do lado esquerdo do maxilar, associada ao incisivo lateral e ao canino, medindo aproximadamente 1 * 2 cm, que não era sensível, mas de consistência dura. A tumefação era não compressível, não redutível, não flutuante e não pulsátil. A mucosa gengival sobrejacente era firme e normal.

Ao exame intra-oral, verificou-se palpavelmente um crescimento excessivo, de consistência óssea dura, que se estendia desde a face mesial do incisivo lateral esquerdo do maxilar superior até à face mesial do canino superior esquerdo, estando a membrana mucosa oral sobrejacente intacta. Os dentes regionais não apresentavam mobilidade, nem cáries, nem sensibilidade à percussão. O teste de vitalidade da polpa revelou que todos os dentes estavam vitais. No entanto, o doente apresentava sensibilidade a alimentos quentes e frios na região anterior (Caso II, Fig. 1).

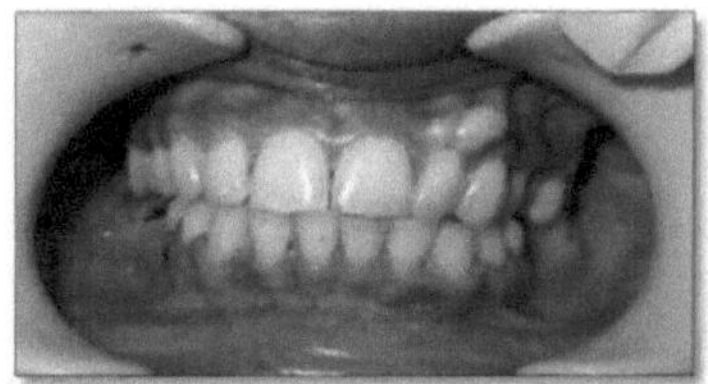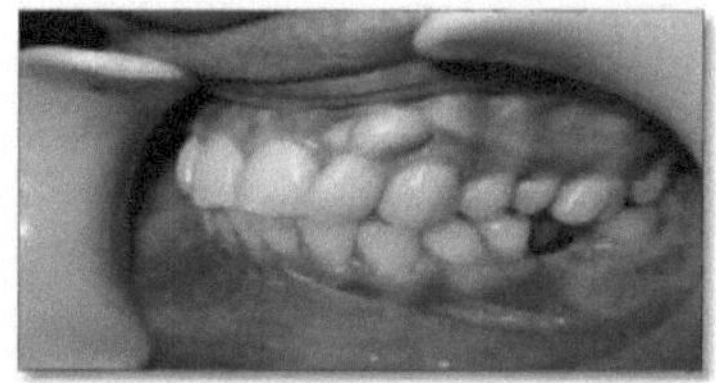

Caso II Fig 1: Vista anterior e lateral da lesão

Os resultados radiográficos (através de uma radiografia oclusal) confirmaram uma massa radiopaca solitária e difusa, medindo 1*2 cm. A lesão estendia-se desde a face mesial das raízes do incisivo lateral maxilar esquerdo até à face mesial das raízes do canino maxilar esquerdo (Caso II, Fig. 2).

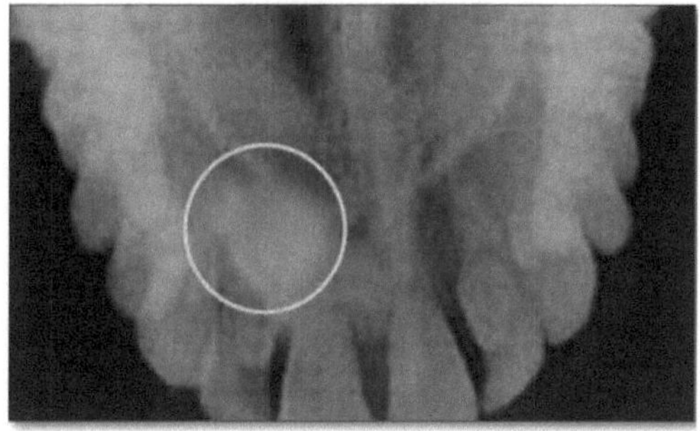

Caso II Fig. 2: Radiografia oclusal mostrando uma radiopacidade difusa que cobre as raízes do incisivo lateral esquerdo maxilar e do canino esquerdo.

Com base nos antecedentes do doente, no exame clínico efectuado e nas características radiográficas, foi feito um diagnóstico provisório de osteoma periférico. Sob anestesia local, a lesão foi excisada com uma unidade de peizocirurgia mectron. Verificou-se que a massa estava ligada ao osso e à raiz do incisivo lateral esquerdo (Caso II, Fig. 3). Foi efectuada uma osteotomia na interface entre o osso e a lesão nos aspectos superior, inferior, mesial e distal, utilizando os insertos OT1, OT2 e OP1 do aparelho de ultra-sons Mectron Piezosurgery medical, com movimentos suaves e contínuos da ponta vibratória para cima e para baixo ou para a frente e para trás; a lesão foi sucessivamente incisada de todos os lados e removida com um cinzel.

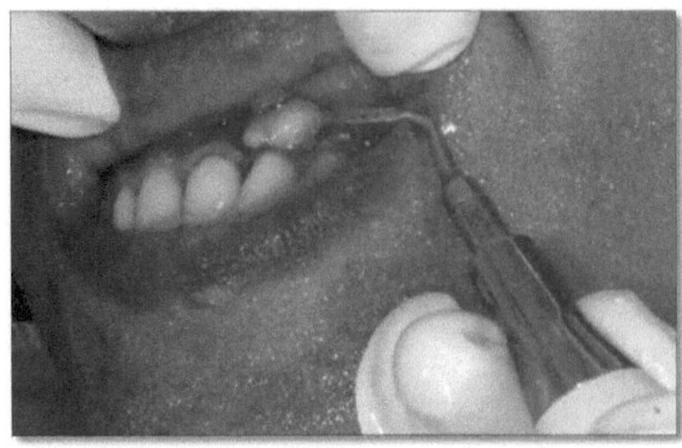

Caso II Fig. 3: Imagem intra-operatória da unidade que mostra a massa a ser incisada de todos os lados com a unidade de peizocirurgia, utilizando os insertos OT1, OT2 e OP1.

Após a excisão da lesão, a área foi completamente curetada e a homeostase completa foi alcançada com a ajuda de um pacote de guaze embebido em adrenalina (Caso II, Fig. 4).

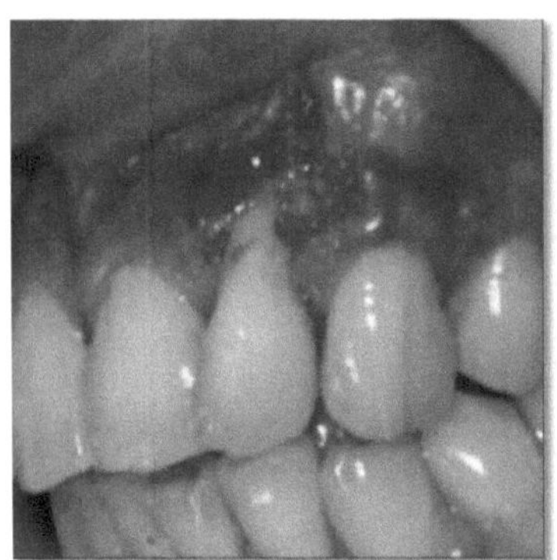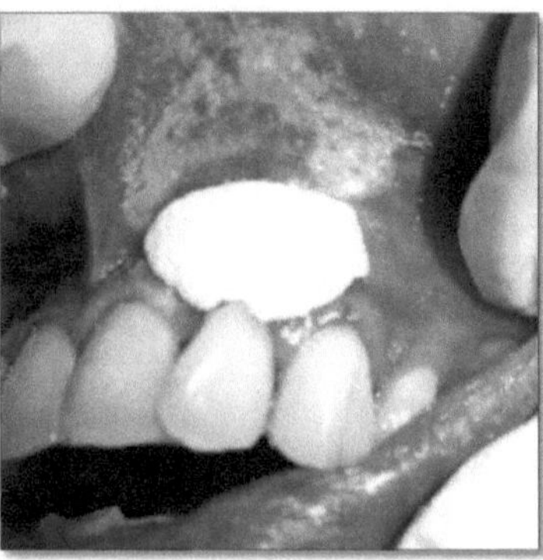

Caso II Fig. 4: A área foi profundamente curetada, foi conseguida hemostase e a área foi protegida de irritação ou lesão pela colocação de um tampão periodontal.

O paciente foi chamado de volta após uma semana, o tampão periodontal foi removido e observou-se que a cicatrização decorreu sem problemas. No entanto, era evidente uma recessão no incisivo lateral esquerdo superior, que não foi tratada durante um período de observação de seis meses, uma vez que a gengiva é um tecido com grande potencial de cicatrização (Caso II, Fig. 5).

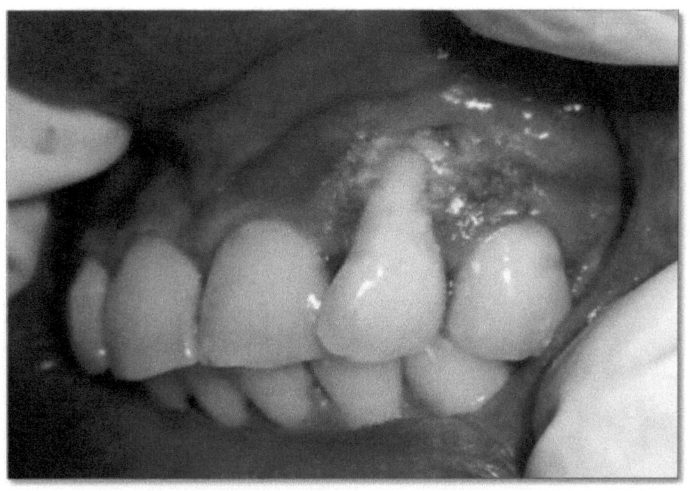

Caso II Fig. 5: Vista pós-operatória de uma semana

O espécime grosseiro era ósseo duro, lobulado e de forma oval, medindo cerca de 1*2 cm. A superfície superficial era pálida e lisa, enquanto a superfície de corte era rugosa. O tecido foi então fixado em formalina a 10%, descalcificado em ácido fórmico a 5% e processado por rotina, tendo sido efectuada uma análise histológica. (Caso ∏ Fig. 6)

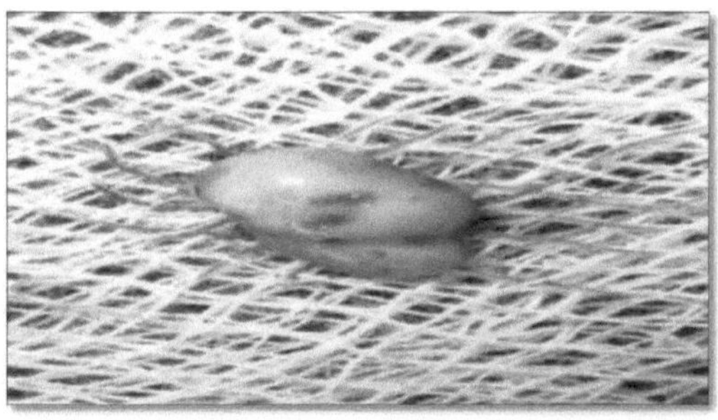

Caso II Fig. 6: Tecido excisado

Histopatologicamente, a lesão foi diagnosticada como osteoma maduro periférico do maxilar, uma vez que a secção mostrou trabéculas ósseas revestidas por osteoblastos e a presença de medula óssea. (Caso ∏ Fig. 7)

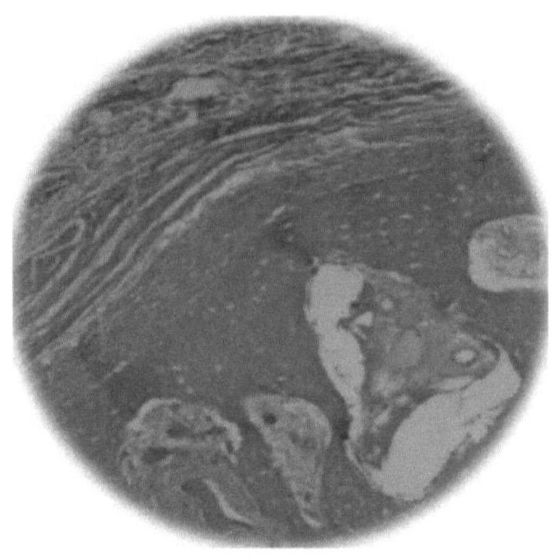

Caso II Fig. 7: Imagem histopatológica

No pós-operatório, o paciente recebeu antibióticos sistémicos, analgésicos e medidas de higiene oral, com instruções para utilizar a escova de dentes ultra macia Thermoseal para limpar os dentes suavemente e utilizar elixir bucal de gluconato de clorexidina a 0,2% duas vezes por dia durante 21 dias no pós-operatório. Foram observados sinais de cicatrização com um desconforto mínimo. A cicatrização completa foi observada ao fim de seis meses. (Caso II Fig. 8)

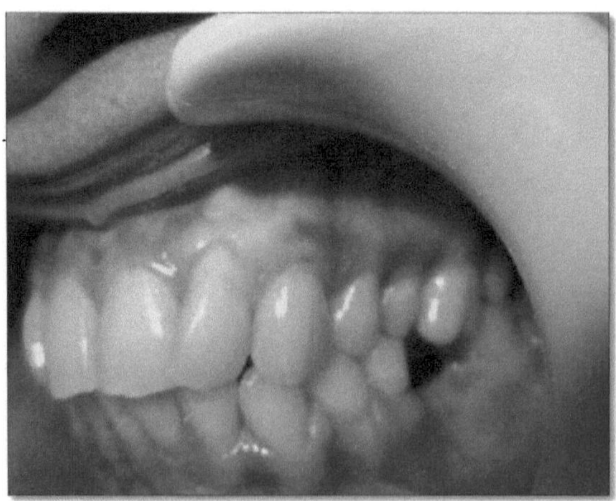

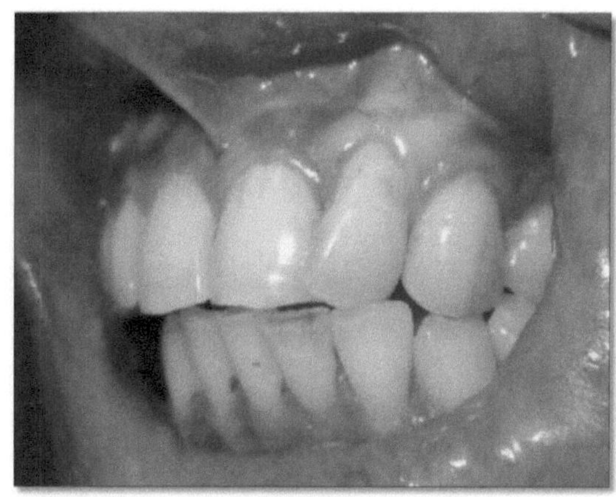

Caso II Fig. 8: Observou-se uma cicatrização completa seis meses após a operação.

CAPÍTULO 7

DISCUSSÃO

Os osteomas dos maxilares são lesões osteogénicas raras, consideradas como neoplasias verdadeiras.[36] No entanto, trata-se sobretudo de um fenómeno reativo resultante de traumatismos e de tração muscular. Pequenos traumas que nem sequer são lembrados pelo paciente podem causar um heamatoma subperiosteal que, associado à tração muscular, pode iniciar a lesão.[13] Um dos nossos pacientes relatou história de trauma na região anterior da maxila que pode ter iniciado a lesão.

De acordo com Cutilli et al.[41] , não há predileção pelo género. No entanto, Kaplan et al.[17] e Sayan et al.[18] referem que os homens são mais frequentemente afectados do que as mulheres, numa proporção de 2:1, enquanto Sah et al.[58] referem uma predileção pelo sexo feminino de 3:1. No nosso relatório, ambos os casos eram de doentes do sexo feminino.

Um dos nossos estudos de caso está de acordo com os critérios de idade referidos por Longo et al.[39] , que é entre a terceira e a quinta décadas de vida. O outro está de acordo com Kashima et al.[15] , que referem que os osteomas são frequentemente observados na sexta década de vida.

O diagnóstico diferencial inclui exostoses, osteoblastoma e osteoma osteoide, fibroma centralossificante em fase tardia ou odontoma complexo.

- As exostoses são excrescências ósseas que normalmente param de crescer após a puberdade, o que as diferencia dos osteomas.[88]

- Os limites dos fibromas ossificantes centrais são bem definidos e uma linha fina e radiolúcida pode separá-los do osso circundante. Pode estar presente um bordo esclerótico no osso próximo da lesão.[89]

- Os osteoblastomas e os osteomas osteóides são mais frequentemente dolorosos e crescem mais rapidamente do que os osteomas periféricos.[18]

- Um odontoma complexo apresenta-se como uma opacidade radioactiva bem definida situada no osso, mas com uma densidade superior à do osso e igual ou superior à de um dente. Está também rodeado por um estreito rebordo radiolucente.[89]

Outra entidade importante que considerámos para o diagnóstico diferencial é a síndrome de Gardner. Os doentes que apresentam osteomas devem ser investigados para a síndrome de Gardner. Estes doentes podem também apresentar sintomas de hemorragia rectal, diarreia e dor abdominal.[18] A tríade de polipose colorrectal, anomalias esqueléticas, como osteomas periféricos e endosteais, e múltiplos dentes impactados ou supranumerários é consistente com esta síndrome.[18,57] Os osteomas geralmente se desenvolvem antes da formação da polipose colorretal. Portanto, a síndrome pode ser reconhecida precocemente e isso pode salvar vidas.[57] Em ambos os nossos casos, a lesão era solitária e não havia problemas intestinais, nem dentes impactados ou supranumerários. Sem a Síndrome de Gardner, a ocorrência de osteoma solitário na região maxilofacial é rara.[15,54]

A remoção cirúrgica completa do osteoma é indicada se este se tornar suficientemente grande para causar assimetria facial e se estiver a causar deficiências funcionais, como o bloqueio de cavidades, a compressão de terminais nervosos ou de tecidos nobres.[90]

Em ambos os casos, a remoção da lesão foi realizada com recurso a um dispositivo de cirurgia piezoeléctrica, com o principal objetivo de proteger estruturas mais profundas, como nervos e vasos, de lesões durante a excisão. A cirurgia óssea piezoeléctrica é uma técnica tecido-selectiva que permite um corte micrométrico, exato e suave no tecido mineralizado, enquanto os tecidos moles adjacentes, como nervos, vasos, periósteo ou membrana schneideriana, quando o aparelho ultrassónico é corretamente utilizado, permanecem ilesos, pois a ação cirúrgica cessa quando as pontas do aparelho entram em contacto com o tecido não mineralizado.[91,92] Um estudo in vitro sobre a transposição do nervo alveolar inferior por cirurgia piezoeléctrica mostrou que, após a cirurgia, o epineuro ficou rugoso sem qualquer dano às estruturas mais profundas.[93] Em comparação com a cirurgia tradicional realizada com brocas ou cinzéis convencionais, a precisão e a seletividade do corte ultrassónico devem, sem dúvida, ser consideradas vantajosas.

Uma consideração adicional relativamente à cirurgia ultra-sónica é o seu papel favorável na cicatrização de feridas cirúrgicas, uma vez que a ação de corte menos invasiva produz danos menores nos tecidos e, consequentemente, uma melhor cicatrização. Além disso, quando comparada com a cirurgia tradicional, a cicatrização óssea após a cirurgia piezoeléctrica parece ser semelhante[94] ou mesmo melhorada devido ao facto de a cirurgia óssea piezoeléctrica parecer induzir um aumento mais precoce da neo-osteogénese, resultando numa resposta óssea mais favorável.[95] Esta última pode depender do efeito de cavitação induzido pelo corte ultrassónico, que permite um arrefecimento eficaz, evitando danos significativos de hipertermia e coagulação na área circundante.[96]

A recorrência do osteoma periférico após a excisão cirúrgica é extremamente rara, com apenas dois casos relatados na literatura. Bosshardt et al.[97] descreveram o primeiro caso de recidiva nove anos após o tratamento cirúrgico e Horikawa et al.[98] relataram o segundo caso de recidiva dois anos após a excisão cirúrgica. O objetivo do seguimento é procurar novos osteomas na mesma ou noutras localizações ou outros sinais indicativos de síndrome de Gardner, o que foi excluído no nosso caso. Ambas as pacientes do sexo feminino, neste relato de caso, não apresentaram qualquer evidência de recidiva num protocolo de acompanhamento fornecido.

CAPÍTULO 8
CONCLUSÃO

Em conclusão, o osteoma é um tumor benigno de crescimento lento, sem tendência para transformação neoplásica. Raramente envolvem a região craniofacial. Surgem maioritariamente na idade adulta e são geralmente assintomáticos. A intervenção cirúrgica é necessária se a lesão for suficientemente grande para causar assimetria facial, deformidade funcional ou comprometer a estética facial do doente. As modalidades de tratamento convencionais são um desafio, uma vez que podem resultar num compromisso estético grave devido à abordagem extra-oral recomendada. O dispositivo ultrassónico Peizosurgery é uma revolução inovadora que permite um corte preciso do tecido ósseo, poupando as estruturas vitais (vasos sanguíneos, nervos, veias, capilares), permitindo assim que os cirurgiões trabalhem com maior precisão ao abordarem a lesão por via intra-oral, o que resulta num excelente resultado estético. A recidiva após a cirurgia é extremamente rara.

REFERÊNCIAS

1) Thompson K G, Pool, R R 2002 Tumores do osso. Em Meuten D J (ed.) Tumours in domestic animals (4th edn). Iowa State Press, Ames: 248-255.

2) Worth HM. Principles and Practice of Oral Radiologic Interpretation (Princípios e Prática da Interpretação Radiológica Oral). Year Book Medical Publishers Inc; 1963.

3) Shafer, Hine, Levy. Shafers text book of Oral Pathology. 5th edn tumores benignos e malignos da cavidade oral pg212-15.

4) Mayur Chaudhary, Meena Kulkarni. Osteoma osteoide da mandíbula.JOMFP 2007; 11(2):52-55.

5) Lucas RB : Patologia dos Tumores dos Tecidos Orais. 3rd Ed. Edimburgo, Churchill Livingstone.1976, pp 197-201.

6) Etienne Romanelli Jerra et al.Osteoma periférico de mandíbula: caso clínico. Braz J Oral Sci abril/junho 2005;4-13.

7) ThomaKH : Patologia Oral. St. Louis, The CV Mosby Company. 1970, p 560.

8) G Li, YT Wu, Y Chen, tj Li, Y Gao, J Zhang, ZY Zhang e XC Ma. Osteoma de tecido mole no espaço pterigomandibular: relato de um caso raro, Dentomaxillofacial Radiology (2009) 38, 59-62.

9) Regezi JA, Sciubba J: Oral Pathology (ed 2). Philadelphia,PA,Saunders, 1993, p 407.

10) Durighetto AF, Ramos FM, Rocha MA, Perez DE. Osteoma periférico de maxila: relato de um caso.Dentomaxillofac Radiol. 2007;36:308-10.

11) N. Larrea-Oyarbide, E. Valmaseda-Castell on, L. Berini-ayt'es, e C. Gay-Escoda, "Osteomasofthecraniofacial region. Revisão de 106 casos," Joumal of Oral Pathology and Medicine, vol.37, no.1, pp. 38-42, 2008.

12) Varboncoeur P, Vanbelois HJ, Bowen LL. Osteoma do seio maxilar. J OralMaxillofac Surg. 1990;48:882-83.

13) Kaplan I, Calderon S, Buchner A. Osteoma periférico da mandíbula: estudo de 10 novos casos e análise da literatura. J Oral Maxillofac Surg 1994;52(5):467-70.

14) Seward MHE. Um osteoma da maxila. *Br Dent J*. 1965;5:27-30.

15) Kashima K, Rahman Ol, Sakoda S, Shiba R. Osteoma periférico incomum da mandíbula: relato de 2 casos. J Oral Maxillofac Surg 2000;58(8):911-3.

16) Thoma KH, Goldman HM. Oral Pathology.5th ed. St. Louis: Mosby Company;1960. p 231-41.

17) I. Kaplan, Z. Nicolaou, D. Hatuel, e S. Calderon, "Solitary central osteoma of the jaws: a diagnostic dilemma," *OralSurgery, Oral Medicine, Oral Pathology, Oral Radiology andEndodontology*, vol. 106, no. 3, pp. e22-e29, 2008.

18) N. B. Sayan, C. U" c$_l$ ok, H. A. Karasu, and O" .Gu "nhan, "Peripheral osteoma of the oral and maxillofacial region: a study of35 new cases," *Journal of Oral and MaxillofacialSurgery*, vol. 60, no. 11, pp. 1299-1301, 2002.

19) Pedersen L, Behnisch W, Schmidt J, Luz A, Pedersen FS, Erfle V, et al. Molecular Cloning of Osteoma-Inducing Replication-Competent Murine Leukemia Viruses from the RFB Osteoma Virus Stock, J Virol 1992;66(10):6186- 90.

20) Leib-Mosch C, Schmidt J, Etzerodt M, Pedersen FS, Hehlmann R, Erfle V. Retrovírus oncogénico de osteomas murinos espontâneos. II. Clonagem molecular e caraterização genómica. Virol 1986;150(1):96-105.

21) Luz A, Murray AB, Schmidt J. Osteoma, rato espontâneo e induzido por vírus. Em TC Jones, U Mohr, RD. Hunt (ed.), Cardiovascular and musculoskeletal systems. Monografias sobre patologia de animais de laboratório. ILSI, Springer; Nova Iorque: 1991. 182-190p.

22) Murray AB, Schmidt J, Luz A. Osteopetrosis induced by retrovirus, mouse, In T. C. Jones, U. Mohr, and R. D. Hunt (ed.), Cardiovascular and musculoskeletal systems. Monografias sobre patologia de animais de laboratório. ILSI Springer; Nova Iorque: 1991.284-91p.

23) Pedersen L, Strauss PG, Schmidt J, Luz A, Erfle V, Jorgensen P, et al. Patogenicidade dos vírus da leucemia murina N-trópicos derivados de BALB/c. Virol 1990;179:931-5.

24) Ruggieri M, Pavone V, Polizzi A, Smilari P, Magro G, Merino M, et al. Osteoma familiar da abóbada craniana. Br J Radiol 1998;71:225-8.

25) Gardner EJ (junho de 1951). "Um estudo genético e clínico da polipose

intestinal, um fator de predisposição para o carcinoma do cólon e do reto". Am. J. Hum. Genet. 3 (2): 167-76.

26)   Reyes J, Llompart A,Baranco L, Gaya J, Farteza-Rey I, Obrador A (2002) Lesões osteomatosas dos maxilares na polipose adenomatosa familiar. Gastroenterol Hepatol 25: 387-391.

27)   Van der Luijt RB, Tops CM, Vasen HF. Do gene à doença; o gene APC e a polipose adenomatosa familiar coli. Ned Tijdschr Geneeskd 2000;144(42):2007-9.

28)   B. D. Lee, W. Lee, S. H. Oh, S. K. Min, e E. C. Kim, "A case report of Gardner syndrome with hereditary widespread osteomatous jaw lesions," *Oral Surgery, Oral Medicine, OralPathology, Oral Radiology and Endodontology*, vol. 107, no. 3,pp. e68-e72, 2009.

29)   Supiyaphun P, Sampatanakul P, Kerekhanjanarong V, Chawakitchareon P, Sastarasadhit V. Coristoma ósseo lingual: um estudo de oito casos e revisão da literatura. EarNose Throat J 1998; 77:316-8,320,325.

30)   Vered M, Lustig JP, Buchner A. Osteoma lingual: uma entidade discutível. J Oral Maxillofac Sur 1998; 56:9-13.

31)   Lee DL, Wong KT, Mak SM, Soo G, Tong MC. Osteoma lingual: relato de caso e revisão da literatura. Arch Otolaryngol Head Neck Surg 2009; 135:308-10.

32)   Jahnke V, Daly JF. Osteoma da língua. J Laryngol Otol 1968; 82:273-5.

33)   Cataldo E, Shklar G, Meyer I. Osteoma da língua. Arch Otolarngol 1967; 85:202-6.

34)   Markaki S, Gearty J, Markakis P. Osteoma da língua. Br J Oral Maxillofac Surg 1987; 25:79-82.

35)   Singhal P et al. Osteoma periférico num doente jovem: Um marcador para uma condição pré-cancerosa? *Jornal da Sociedade Indiana de Pedodontia e Medicina Dentária Preventiva* 2012;30(1):74-77.

36)   Y. Woldenberg, M. Nash, e L.Bodner, "Osteoma periférico da região maxilofacial. Diagnosis and management: a study of 14 cases," Medicina Oral, Patolog'ıa Oral yCirug'ıa Bucal, vol. 10, supplement2, pp. E139-E142, 2005.

37)   Bonder L, Gatot A, Sion-Vardy N, Fliss DM. Osteoma periférico do ramo ascendente da mandíbula. J Oral Maxillofac Surg. 1998;56(12): 1446-9.

38)   Sugiyama M, Ssuei Y, Takata T, Simos C. Massa radiopaca no frênulo

mandibular. J Oral Maxillofac Surg. 2001;59(10): 1211-4.

39)   Longo F, Califano L, De Maria G, Ciccarelli R. Osteoma solitário do ramo mandibular: relato de um caso. J Oral Maxillofac Surg. 2001;59(6) : 698700.

40)   Johann AC, de Freitas JB, de Aguiar MC et al (2005) Osteoma periférico de mandíbula: relato de caso e revisão da literatura.J CranioMaxillofacial Surg 33:276-281.

41)   Cutilli BJ, Quinn PD. Osteoma periférico induzido por trauma. Relato de um caso. Oral Surg Oral Med Oral Pathol. 1992; 73(6): 667-9.

42)   Remagen w, Prein J, Spiessl B, Uehlinger E. Atlas de tumores do esqueleto facial: tumores odontogénicos e não odontogénicos. Berlim: Springer-Verlag; 1985. p. 89-91.

43)   Schneider LC, Dolinsky HB, Grodjesk JE. Osteoma periférico solitário dos maxilares: relato de caso e revisão da literatura. J Oral Surg.1980;38(6): 452-5.

44)   Mittal A, Nageshwar I. Grande osteoma periférico da mandíbula. Oral Radiol. 2008; 24: 39-41.

45)   Lew D, Dewitt A, Hicks RJ, Cavalcanti MG. Osteomas do côndilo associados à síndrome de Gardner causando limitação do movimento mandibular. J Oral Maxillofac Surg. 1999; 14: 729-35.

46)   Liu JY, Tan KKH. Osteoma lingual: relato de caso e revisão da literatura. Singapore Med J 2011; 52(10):e 198.

47)   Whaites E. Diagnóstico diferencial de lesões de radiopacidade variável nos maxilares. In: Essentials of Dental Radiography and Radiology. 4th ed. Churchill Livingstone; 2007. P.364.

48)   De Chalain T, Tan B. Osteoma de marfim do esqueleto craniofacial. J Craniofac Surg. 2003; 14: 729-35.

49)   Lanes SR, Borges HO, Machado RA, Cancino CM, Gerhardt OM.Imagem radiográfica de osteomas. Rev Bras Patol Oral. 2005; 4: 23-6.

50)   Ana Reis Durao et al. Rev Port Estomatol Med Dent Cir Maxillofac. 2012; 53(2): 103-107.

51)   Iatrou IA, Leventis MD, Dais PE, Tosios KI. Osteoma periférico do processo alveolar maxilar. J Craniofac Surg 2007; 18: 1169-73.

52)   Weihsin Hu, Sandeep Thadani, Mohit Agrawal, Neeta Sharma, Suket Tailor. Osteoma periférico do palato: Relato de um caso e revisão da literatura. Jornal de Pesquisa Clínica e Diagnóstica. 2014 dez, vol-8(12): ZD29-ZD31.

53)Rajayogeswaran V, Eveson JW. Osteoma endosteal (central) da maxila. Br Dent J, 1981; 150: 162-163.

54)Dalambiras S, Boutsioukis C, Tilaveridis I. Osteoma periférico da maxila: Relato de um caso invulgar. Oral Surg Oral Med Oral Pathol Oral Radiol Endod 2005; 100: E19-24.

55)Firat D, Sirin Y, Bilgic B, Ozyuvaci H (2005). Grande osteoma central do antro maxilar. Dentomaxilofac Radiol 34:322-325.

56)Chaudhry J, Rawal SY, Anderson KM, Rawal YB. Osteoma cianceloso da tuberosidade maxilar: relato de caso. Gen Dent 2009; 57(4): 426-429.

57)Wong RC, Peck RH. Alargamento do maxilar direito - relato de um osteoma periférico invulgar. AnnAcadMed Singapura 2010; 39(7): 576-572.

58)Sah, et al: Osteoma periférico da maxila. Medicina dentária clínica contemporânea;Jan-Mar 2011: vol 2, Issue 1.

59)   Prabhuji ML, Kishore HC, Sethna G, Moghe AG.Osteoma periférico do palato duro. J Indian Soc Periodontol 2012;16(1):134-137.

60)Nah KS. Osteomas da região craniofacial.Imaging Sci Dent 2011;41(3):107-113.

61)de Franca TR, Gueiros LA, de Castro JF,Catunda I, Leao JC, da Cruz Perez DE. Osteomas periféricos solitários dos maxilares. Imaging Sci Dent 2012;42(2):99-103.

62)Viswanatha B. Osteoma periférico do palato duro. Ear Nose Throat J 2013;92(8):E31.

63)Ramoglu M et al. Osteoma periférico do palato duro: Um relato de caso raro e revisão da literatura. J Istanbul Univ Fac Dent 2016; 50 (2): 43-48.

64)Hitchin AD, White JW(1955). Osteoma central da mandíbula. Oral Ssurg Oral Med Oral Path Oral Radiol Endod 8: 694-697.

65)Khosla VM (1970) Osteoma central da mandíbula: relato de caso. Oral Surg Oral

Med Oral Pathol Oral Radiol Endod 28:121-122.

66)Fritz GW, Despande V, Gordon SE (1981) Osteoma central da mandíbula: relato de caso. J Oral Surg 39:44-45.

67)Zielinska B, Grodecka J, Jabonska L et al (2005) Osteoma mandibular na lipomatose encefalocraniocutânea. J CraniomaxilofacSurg 33:286-289.

68)Etienne Romanelli Terra et al. Osteoma periférico de mandíbula: caso clínico. Braz J Oral Sci. 2005 abril/junho, volume 4- número 13,p. 753-756.

69)Gayathri Goudar et al. Osteoma da mandíbula. Journal of Dental Sciences And Research. 2011: vol.2, issue 1, p.116-121.

70)Smrithi Veera et al. Osteoma periférico solitário num local curioso com uma etiopatogénese ambígua: Um relato de caso e revisão da literatura. Jornal Internacional de Patologia Oral e Maxilofacial. 2012; 3(3): 50-55.

71)Avinash L. Kashid, S.P. Kumbhare. "Osteoma do côndilo mandibular - uma entidade rara". Jornal de Evolução das Ciências Médicas e Odontológicas 2013; Vol2, Edição 28, 15 de julho; Página: 5286-5292.

72)Gururaju C.R., Usha Chikkaiah. Osteoma periférico da mandíbula. IOSR Journal ofDental andMedical Sciences. 2014: 13(5); p.73-76.

73)Viniti Goel et al. Mármore na zona estética - um relato de caso e uma revisão da literatura. Jornal Indiano de Ciências Dentárias 2014; Vol.6, edição: 2, pp.052-054.

74)Srinivasan P, Khalid Nawaz KM, Shanker M. Osteoma da mandíbula: Um relato de caso. J Indian Acad Dent Spec Res 2014;1:39-42.

75)Soni S., Bhargava A. Revisitando o osteoma periférico da mandíbula com séries de casos e revisão da literatura. Indian J Otolaryngol Head Neck Surg, 2014; 66(2): 212-218.

76)Chauhan I, Nityasri V., V.T Beena. Osteoma periférico da mandíbula: Um relato de caso. Jornal indiano de ciências dentárias. 2015, Vol. 7, Edição: 1,pp. 92-94.

77)Mittal R, Dhoke Y, Hardikar P, Dabholkar J.P. Osteoma periférico solitário da mandíbula. Bombay Hospital Journal, 2015: vol. 57, No.3, pp 337-340.

78)Deliverska E. Osteoma periférico de mandíbula - relato de caso e análise da literatura. J OfIMAB. 2016 Jul- Sep; 22(3): 1274-1278.

79)Nilesh K et al. Osteoma de marfim periférico solitário da mandíbula apresentando dificuldade de deglutição: relato de caso. J Dent Res Dent Clin Dent Prospects, 2017, 11(1): 56-60.

80)Geron ABG et al. Manejo cirúrgico do osteoma periférico traumático da mandíbula. J Craniofac Surg. 2017 Jun;28(4): e 405-e408.

81)DelBalso AM, Ellis GE, Hartman KS, Langlais RP. Diagnóstico por imagem das glândulas salivares e das regiões periglandulares. In: DelBbalso AM, editor. Imagiologia maxilofacial. Philadelphia: Saunders; 1990. Pp.198-201.

82)Green AE, Bowerman JE. Um osteoma da mandíbula. Br J Oral Surg, 1974; 12: 225.

83)Mac Lennan WD, Brown RD. Osteoma da mandíbula. Br J Oral Surg, 1974; 12: 219-224.

84)Deepak Kolte et al. IOSR Journal of Dental and Medical Sciences. 2014 ; Vol.13, issue 7, pp 24-27.

85)Namdar I et al. Tratamento de osteomas dos seios paranasais. Am J Rhinol. 1998, Nov-Dez; 12(6): 393-8.

86)Brodish BN, Morgan CE, Sillers MJ. Endoscopic resection of fibroosseous lesions of the paranasal sinuses. Am J Rhinol. 1999 Mmar- Apr; 13(2): 111-6.

87)Labanca M, Azzola F, Vinci R, Rodella LF. Cirurgia piezoeléctrica: Vinte anos de uso. Br J Oral Maxillofac Surg. 2008; 46:265-269.

88)P. E. Richardson, D. M. Arendt, J. E. Fidler, e C. M. Webber, "Massa radiopaca na região submandibular", *Journal ofOral and Maxillofacial Surgery*, vol. 57, n.º 6, pp. 709-713,1999.

89)S. C. White e M. J. Pharoah, "Benign tumors of the jaws", em *Oral Radiology; Principles and Interpretation*, capítulo 21, pp.410-457, Mosby, St.Louis, Mo, EUA, 2004.

90)Jones K, Korzcak P. O significado diagnóstico e a gestão da síndrome de Gardner.Br J Oral MaxillofacSurgl990; 28: 80-4.

91)Barone A, Santini S, Marconcini S, Giacomelli L, Gherlone E, Covani U. Osteotomia e elevação da membrana durante o procedimento de aumento do seio maxilar. Um estudo comparativo: dispositivo piezoelétrico vs. instrumentos rotativos convencionais. Clin Oral Impl Res. 2008;19:511-5.

92)Schlee M, Steigmann M, Bratu E, Garg AK. Piezosurgery: Fundamentos e Possibilidades. Impl Dent. 2006;15(4):334-40.

93)Sakkas N, Otten JE, Gutwald R, Schmelzeisen R. Transposição do nervo mental por piezocirurgia seguida de controlo neurosensorial pós-operatório: Um relato de caso. Br J Oral Maxillofac Surg. 2008;46:270-1

94)Chiriac G, Herten M, Schwarz F, Rothamel D, Becker J. Lascas de osso autógeno: influência de um novo dispositivo piezoelétrico (Piezosurgery) na morfologia das lascas, viabilidade e diferenciação celular. J Clin Periodontol. 2005; 32: 994-9. 22.

95)Vercellotti T, Kim DM, Wada K, Fiorellini, JP. Resposta óssea após terapia ressectiva com piezocirurgia. Int J Periodontics Restorative Dent. 2005;25:543-9.

96)Emam TA, Cuschieri A. Quão segura é a dissecção ultra-sónica de alta potência? Ann Surg 2003;237:186-191.

97)Bosshardt L, Gordon RC, Westerberg M, Morgan A. Osteoma periférico recorrente da mandíbula: Relato de um caso. J Oral Surg 1971;29(6):446-450.

98)Horikawa FK, Freitas RR, Maciel FA, Goncalves AJ. Osteoma periférico da região maxilofacial: Estudo de 10 casos. Braz J Otorhinolaryngol 2012;78(5):38-43.

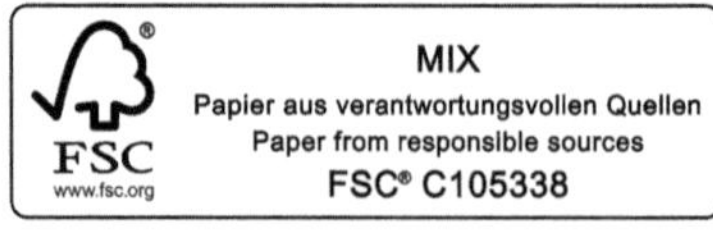

Printed by Books on Demand GmbH, Norderstedt / Germany